精神科医 Tomyが教える

1秒で不安が吹き飛ぶ言葉

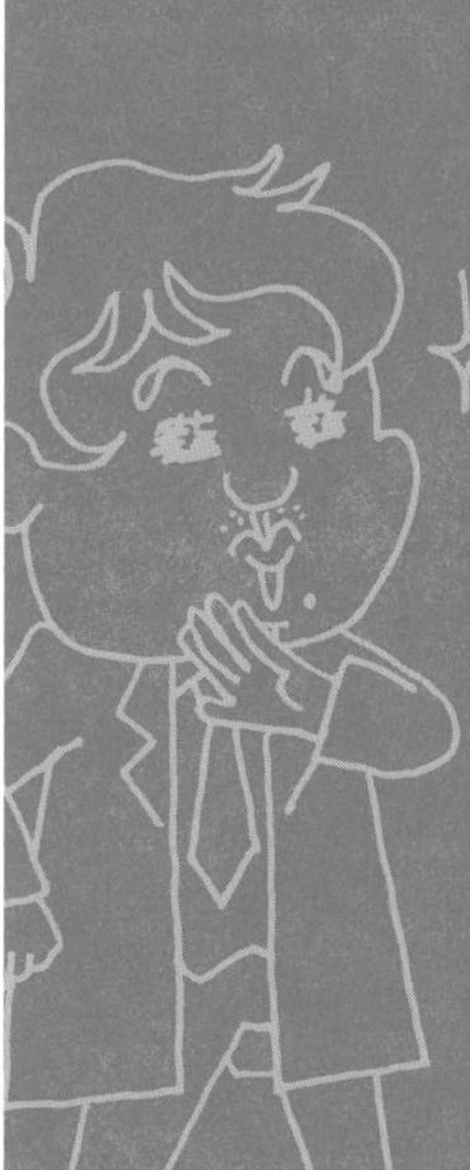

精神科医 Tomy

ダイヤモンド社

はじめに

アテクシ、Ｔｏｍｙと申します。ゲイで精神科医でなおかつコラムニストでもあります。

そんなアテクシ、Ｔｗｉｔｔｅｒは10年前に登録したものの、ほぼ放置しておりました。ところが最近友人がはまっているという情報を小耳に挟み、アテクシも真面目にやろうと考えたのが２０１９年６月のことでございます。

とりあえず、人の役に立てるものをつぶやこうと考え、思いついたのが「不安が吹き飛ぶ言葉」。精神科医の仕事というのは、基本は病気かどうかを診断し、そのために必要な薬物療法を行うのがメインです。気の利いたアドバイスなども沢山したいけど、多くの患者様がいらっしゃるので、割ける時間も限られてしまう。それにアテクシ一人が診ることのできる患者様の数は１日数十人。たかだか知れているわ。でも、Ｔｗｉｔｔｅｒなら多くの人にアテクシの診察の一

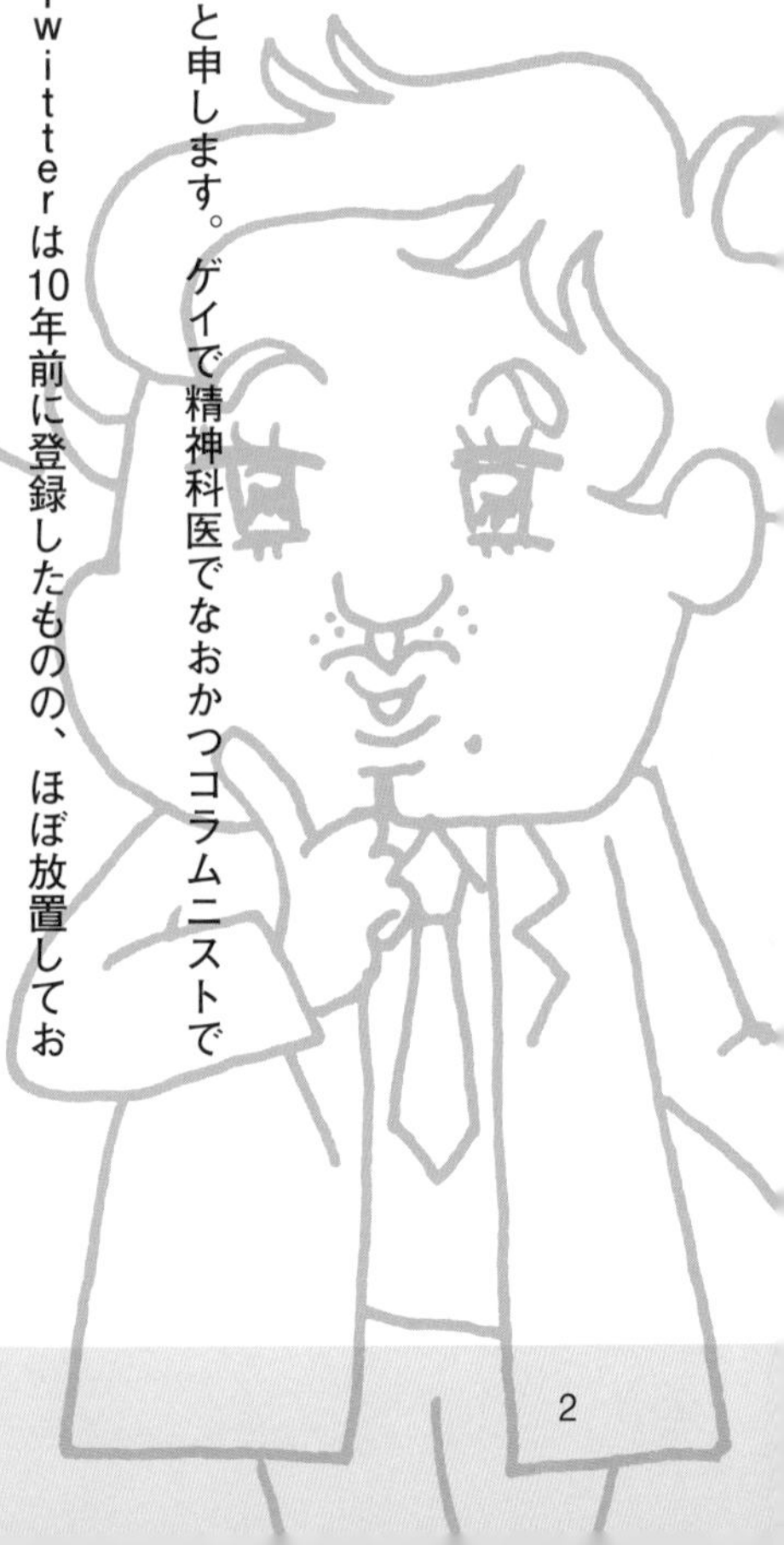

部を届けることができる。

幸いネタはたっぷりありました。アテクシも精神科医を始めてかれこれ15年ぐらい。日常で使えそうな言葉のメモを沢山ストックしていたわ。そこでこのメモをつぶやいてみようと思ったわけなの。そう思って始めてみたところ、みるみるうちにフォロワーの方が増えてきました。大勢のフォロワーとやりとりする中で、さらに新しい言葉も思いつくことができ、相乗効果でどんどん言葉が溢れてきました。6月には3000人だったフォロワーが、半年も経たない11月には10万人を超えるまでに。

この本は、そんなアテクシのTwitterから厳選した「不安が吹き飛ぶ言葉」を集めて作りました。あるフォロワーさんから、「寝る前にTomy先生の言葉を何度も読み返したいです」そんなお言葉をいただいたことがあります。それが形になりました。

寝る前もお仕事前の朝も仕事で疲れたときも、いつでも何度でも読みかえしてください。少しでも気持ちが明るくなれば、アテクシはとても嬉しいです。

Contents

Chapter 1

他人ってガッカリさせていいのよ

Chapter 2

人間関係って実は改善しなくてもいいの

Chapter 3

本当に悩むべきことは実はそんなにないのよ

Chapter 4

強くなる方法はね、こだわりを減らすことよ

Chapter 1

他人って ガッカリさせて いいのよ

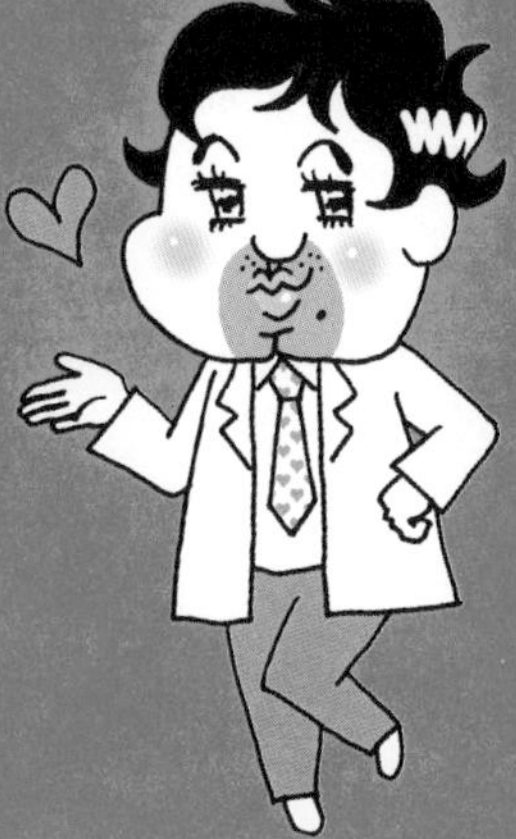

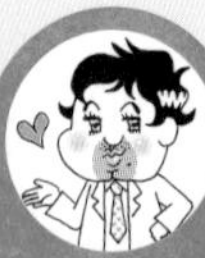

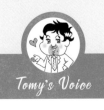

Tomy's Voice

001

手放す

ストレスを減らす
たった一つの方法。
それは「手放す」ことよ。

執着を手放す。
「こうならなきゃいけない」を手放す。
人をコントロールしたい気持ちを手放す。
手放せるものは沢山あるわ。
手放せば手放すほど心は楽になっていく。
最後にどうしても手放せないものが残る。
これが生きる理由よ。

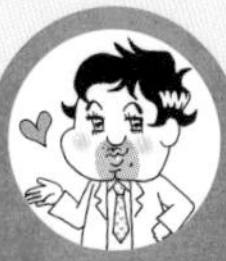

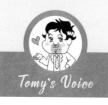

Tomy's Voice

002

失望

他人って
ガッカリさせていいのよ。

自分のやりたいことを貫けば、
どこかの誰かはガッカリするものよ。
1番モノのわかった人はガッカリしない。
2番目にモノのわかった人は
ガッカリしても言わない。
1番わかっていない人が
「君にはガッカリした」とわざわざ言いに来るの。
気にする価値なし！

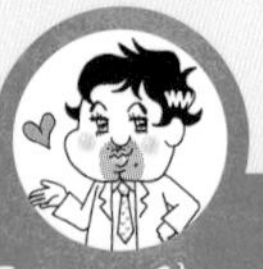

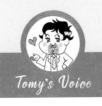

Tomy's Voice

003

好意

急に好意を示してくる人は、
基本的に「急に嫌われる」と
考えといたほうがいいわ。

こういう人は、最初相手を理想化しすぎて、
途中で幻滅して嫌いになる。
いわばお家芸なので、
あまり振り回されずにつきあっておいた方がいいわ。
それも乗り越えるといい友達になることもあるしね。

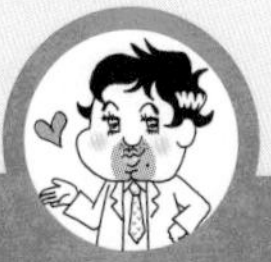

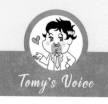

Tomy's Voice

004

辞める

組織の中に
何か問題があったとき、
まともな人から辞めていくのよね。

しかもまともな人って、
誰も攻撃しないように辞めていくから、
何が問題点かわかりづらい。
穏やかな人が穏やかに辞めていくときこそ、
大きな問題が潜んでる。
逆に癖のある人がギャアギャア言うときは、
大して問題はない。

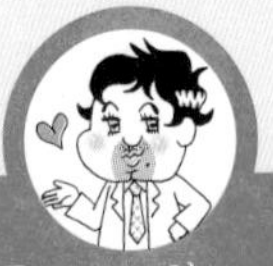

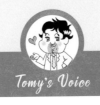

Tomy's Voice

005

先のこと

不安になりやすい人ほど、
より先のことを
考える傾向にあるわ。

先のことは、まだ何も決まってないわけで、
不安に思おうと思ったら
いくらでも不安になれるわ。
でも振り返ってご覧なさい？
なるようになって今まで生きてきたわけでしょ。
これからもなるようになるから大丈夫よ。

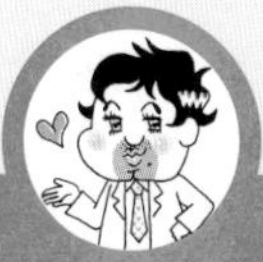

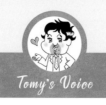

Tomy's Voice

006

疲れ

精神的に調子が悪くなると、
今まで気にならなかったものが
気になってくるわ。

脳には不必要な情報は
意識させない「防波堤」のような機能があるの。
これが疲れていると機能しなくなる。
たとえば、人の視線だったり、
悪いニュースだったり。
流せなくなってきたら、疲れている証拠。

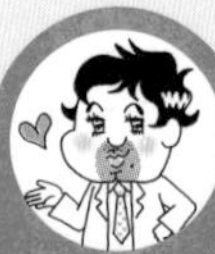

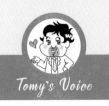

Tomy's Voice

007

仲間外れ

仲間外れにされたときの
対処の仕方。
実は仲間外れに
されたままでいいのよ。

どうせ一緒になって遊んでも
お互い楽しくないから。
仲間外れ＝いじめられた と考えず、
「そのグループにあわなかった」
と考えるだけでよろしいわ。
みんな一緒が正義じゃない。

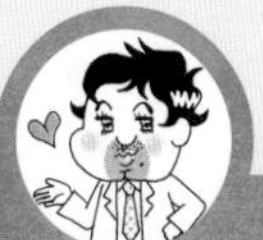

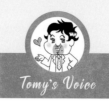

Tomy's Voice

008

怒り

怒りっていうのは、

「相手が期待通りじゃなかった」

ときに出てくるのよね。

だから、期待しなければ
怒らないで済む。


そう考えると一つ見えてくることがあるの。

期待して良いことは何もない。

穏やかな人は期待せず、ありのままを見ようとする。

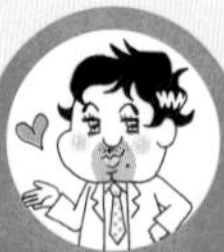

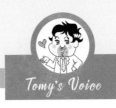

Tomy's Voice

009

自己肯定感

自己肯定感を高める方法はね、
自分の足りない部分を
他人で埋めようとしないことよ。

大声で歌ってもいいし、ジョギングしてもいいし、
勉強してもいいし、旅にでてもいい。
自分なりに考えたり、試したりするのはいいの。
でも他人の存在で穴埋めしちゃだめ。
キリがなくなる。

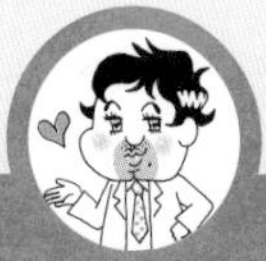

010

場所

行きたいところは、
行きたいうちに
行っておいたほうがいいわよ。

「行く余裕ができたら」なんて思ってると
その時には行きたくなくなってる。
心が求めてるときに行くと、
大きな発見があるものよ。
場所だけじゃなくて、出会いも一緒。

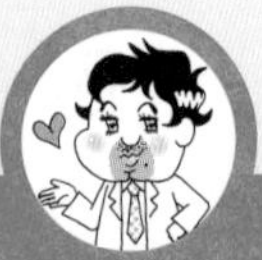

Tomy's Voice

011

手抜き

優秀な人は、「手抜き力」が凄いのよ。

何やらせても優秀とかじゃなくて、
自分にとって必要ないものを
バッサバッサと手抜きできる。
結果的に自分の能力や
やりたいことに最適化することができるの。
「みんなやってるから、とりあえずやる」
それって本当に必要かしら。

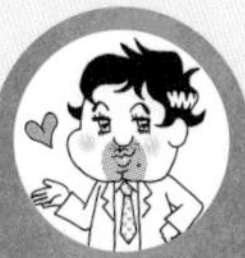

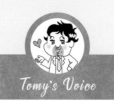

Tomy's Voice

012

価値観

**世の中で一番怖いのは、
一つの価値観だけが
正しいと信じること。**

世の中は、様々な立場、考え、価値観が
絡み合ってできているわ。
それが生き物のように時間と共に変化している。
それを一つの価値観だけでジャッジすることは、
無数の誰かを傷つけ、否定することになる。
柔らかく生きましょ。

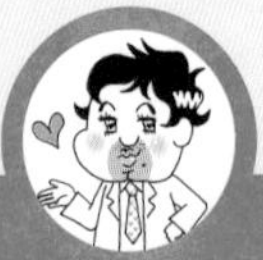

Tomy's Voice

013

依存

人生で最もリスクを
回避できる方法の一つは、
「特定の人間関係に
ズッポリ依存しないこと」よ。

どんなに素晴らしい人間関係でも、
容易に失いうるんだという
緊張感は残しておいた方がいいの。
たとえピアノ線のように細くても、
一本芯に残しておく。
一生続く関係は、結果であって絶対的じゃないの。

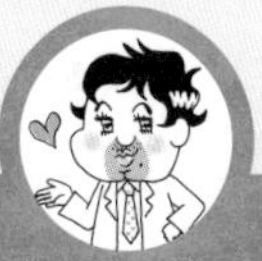

Tomy's Voice

014

相手

相手との関係性が
ギクシャクしてきたら、
「相手に何かを
求め始めていないか」
確認してみて。

最初は一緒にいるだけで楽しかったのに、
無意識に何かを求め始めたとたん
関係性が悪くなること多いのよ。
求めることをやめると改善する可能性があるわ。
してほしいことより、してあげられることを。

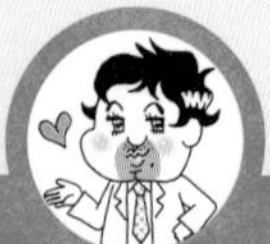

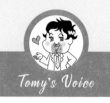

Tomy's Voice

015

他人

他人から
ひどいことをされたのなら、
「この程度の人なんだ」と、
怒りも涙も冷たくなるほど
冷めた目で見なさい。

アナタが取り乱すほどの価値もない。
そうすれば無関心になれるわ。

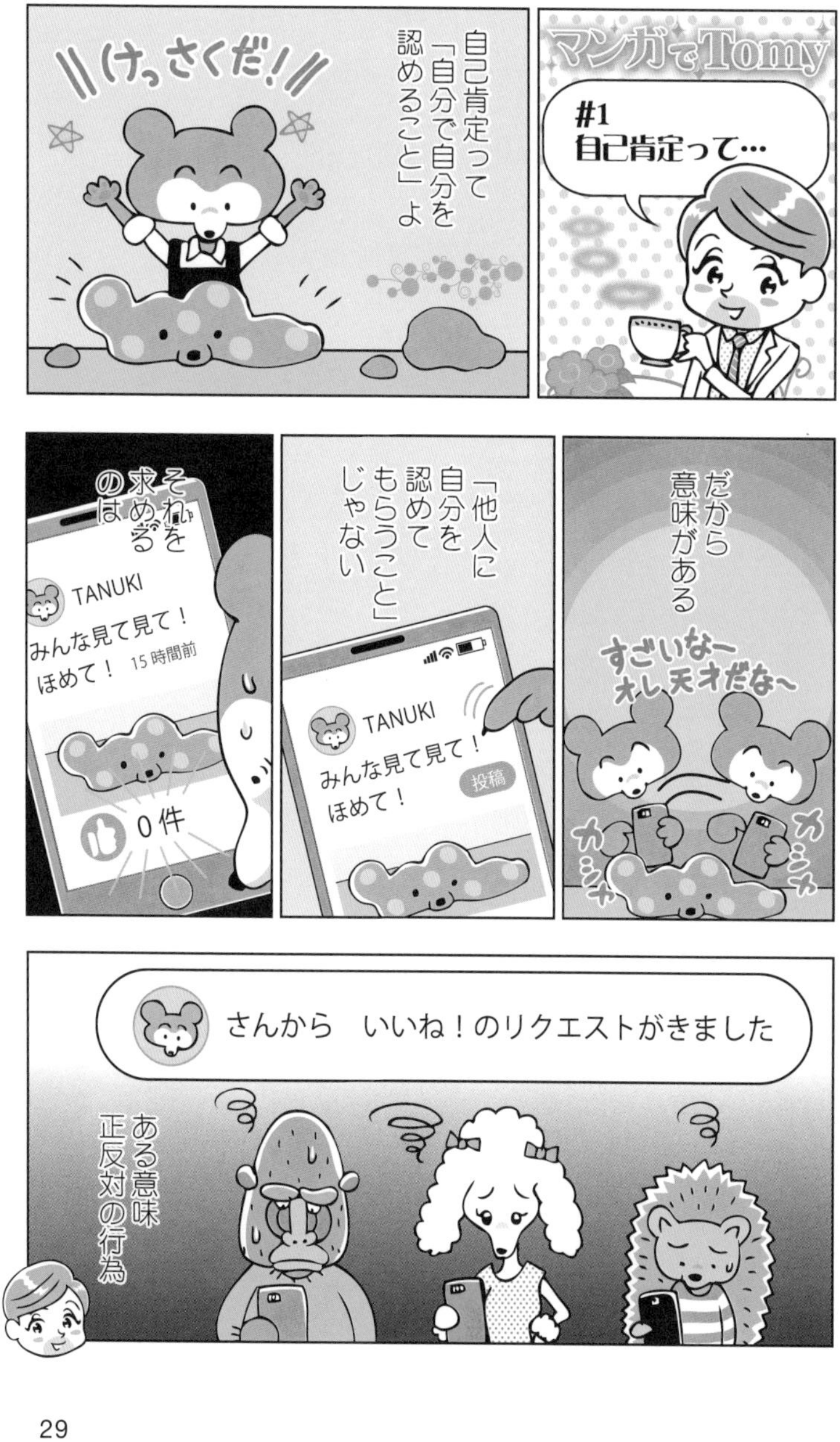
マンガでTomy
#1
自己肯定って…
自己肯定って「自分で自分を認めること」よ
けっさくだ！
だから意味がある
すごいな～オレ天才だな～
カシャ
カシャ
「他人に自分を認めてもらうこと」じゃない
TANUKI
みんな見て見て！ほめて！
投稿
それを求めるのは
TANUKI
みんな見て見て！ほめて！ 15時間前
0件
さんから　いいね！のリクエストがきました
ある意味正反対の行為

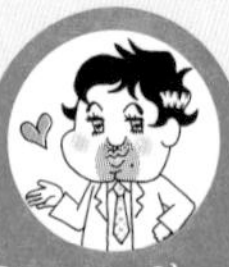

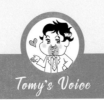

Tomy's Voice

016

ブレーキ

仕事や勉強は、いくら好きでも
思う存分やっちゃダメ。
ブレーキをかけないと、
脳が限界を超えてしまうの。

真のうつ病はこういうときに起きるわ。
疲れたり、面倒くさくなったり、さぼりたくなったり、
でも必要だからやる。
これぐらいでいいのよ。
やりたくない気持ちは神様のくれたブレーキ。

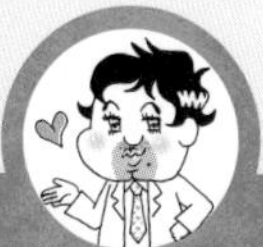

Tomy's Voice

017

友達

友達っていつも
一緒にいないと冷たくなる人
のことじゃないわよ。

離れてても、会いたいときは
予定を立ててくれて、
話が盛り上がるような人。
何か困ったときには話を聞いてくれて、
助けようとしてくれる人。
そういう人よ。

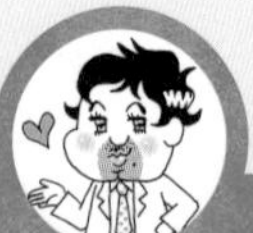

Tomy's Voice

018

喧嘩

「売られた喧嘩は買うぜ」
なんてセリフあるけど、
基本買っちゃダメよ。

なぜかっていうと、
喧嘩売る方はアナタが喧嘩に応じることで
何らかのメリットがあるから売るわけ。
で、アナタは喧嘩に応じても
何にもメリットはないわ。
完全に押し売りなので、
できるだけスルーしときましょう。

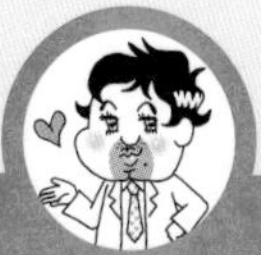

Tomy's Voice

019

自分軸

「相手が不誠実だから、自分が不誠実になってもいい」と思ったらおしまいよ。

相手が不誠実でも自分の軸は変えない。
よく見極めた上で、
やはり不誠実な相手だと思ったら離れること。
不誠実な相手に対する一番誠実な行為は、
相手の自分への影響を最小限にすることよ。

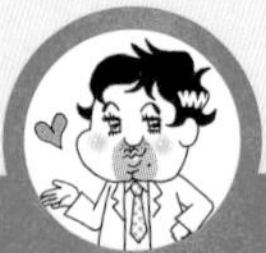

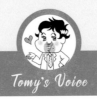

Tomy's Voice

020

大切な人

自分のことを
大切にしてくれる人は、
甘い言葉を吐く人でもなく、
エスコート上手な人でも
ないのよ。

アナタを代わりのいない存在だと
行動で教えてくれる人。
だからアナタを不安にさせない人。

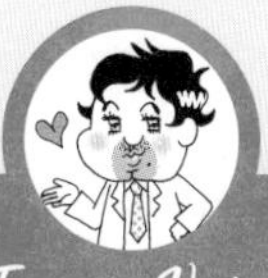

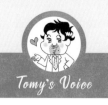

Tomy's Voice

021

自己嫌悪

自己嫌悪に陥っている方へ。

本当に駄目な人というのは、
自覚も反省もないわ。
アナタが思うより、
アナタはずっと素敵よ。

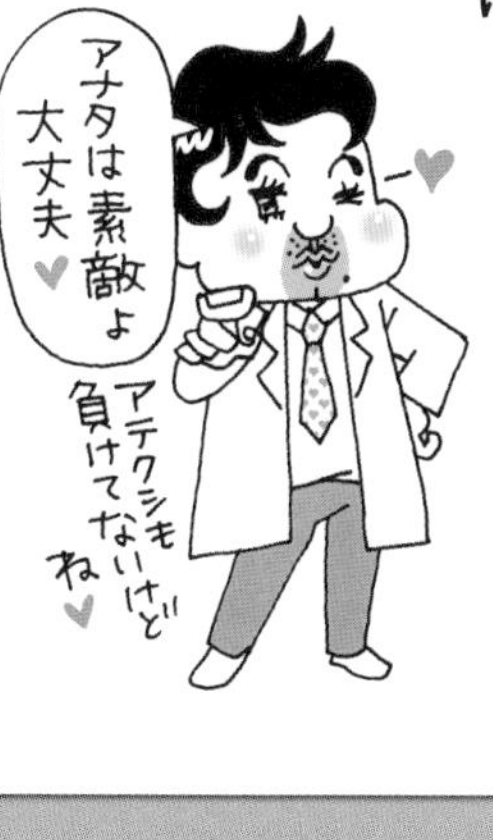

アナタは素敵よ 大丈夫♥
アテクシも負けてないけどね♥

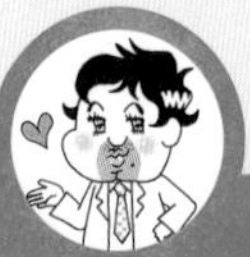

Tomy's Voice

022

心配

将来への不安がとれない人は
こう考えるといいわ。

1．ほとんどのことは何とでもなる。
2．何ともならないときは人生の転換期。
新しいことを始めてみればいい。
だいたい1で稀に2のパターンなので
ほとんど心配いらないわよ。

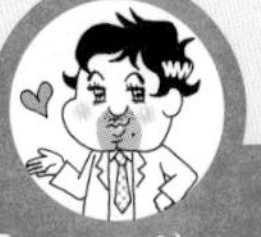

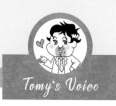

Tomy's Voice

023

体調

熱っぽかったり、
だるかったりすると
「体調が悪いのかな」と思って
ゴロゴロするわよね。

精神にも「体調」っていうのがあって
・嫌なこと思い出すとき
・いつもより細かいことが気になるとき
・感情の起伏が大きいとき　がそれにあたるわ。
こういうときもゴロゴロしてると
ちょっと良くなります。

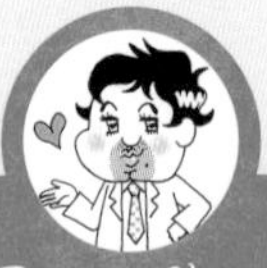

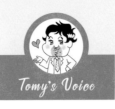

Tomy's Voice

024

クヨクヨ

**クヨクヨ考えることは
やったほうがいいわ。**

大体クヨクヨ考える人は、自分の言いたいこと、
やりたいことを我慢するからクヨクヨする。
それで忘れられるならいいけど、
できないからクヨクヨしている。
だからとりあえずやったほうがいいの。

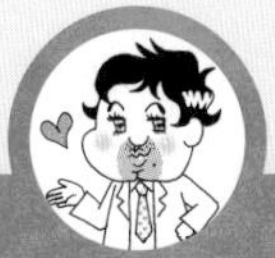

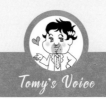

Tomy's Voice

025

生きる意味

疲れているときって
生きる意味を考えすぎなのよ。
もっと考えすぎず、
主観的に生きればいいの。

第三者の目で、
冷静に自分の人生眺める必要なんてないから。
虫けらのように生きていいのよ。
きっと彼らは「どう生きるか」なんて考えていない。
楽しく飛んで生きましょう。

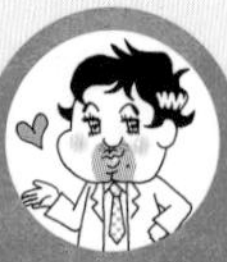

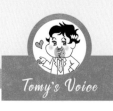

Tomy's Voice

026

悪口

よくよく考えたら
人を一切悪く言わなくても
生きていけるわよね。

そこで実験。
人のことを悪くいいそうになったら、
別の人のことを良く言ってみましょう。
これを続けると、嫌な人のこと
だんだん思い出さなくなると思うのよね。
行動から思考を変えてみる。

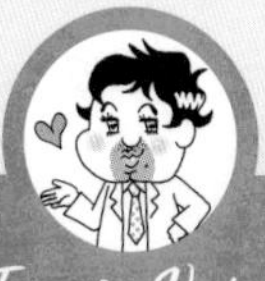

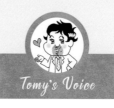

Tomy's Voice

027

苦難

苦難を乗り越えた人は、
人格が成熟していくわ。
苦難を経て人格が
未熟になる人はまずいない。

人にはネガティブなものを
+《プラス》に変えていく力があるのよ。
これは誰にでも備わっている力なの。
自覚していなかったとしても。
今大変な思いをしている方も
いつか報われる時は来るから。

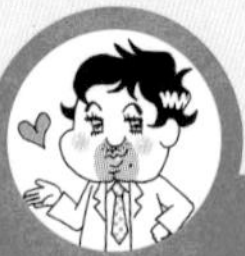

Tomy's Voice

028

相手

自分というのは案外
ココロ変わるものなのよ。
一緒にいる相手でね。

だから、「この人といる自分が好き」
そう言える人と一緒にいればいいのよ。

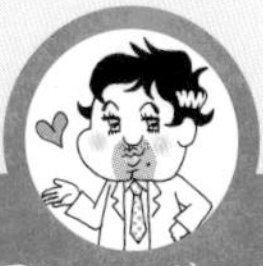

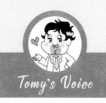

Tomy's Voice

029

一緒

なんだかんだで、
いつも一緒にいてくれる人は
貴重なの。

もちろんいつも一緒なんだから、
不満なんていくらでも出てくるわよ。
それでもいつも一緒にいてくれる
価値に比べたら些細なことなの。

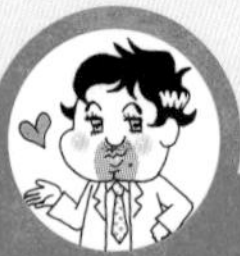

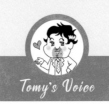

Tomy's Voice

030

仲間外れ

仲間外れにされたら、
「ああ、このグループは
アタシには合わなかったのね！」
と思っておきましょう。

そのグループのボスも、
他の環境行ったらどうなるかわかんないしさ。
下らないことに心痛めるより、
自分の品格を保ちましょう。
つまり相手にしないことよ。

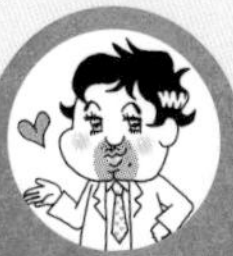

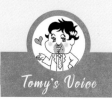

Tomy's Voice

031

好意

平等病という病があるのよ。
「私は○○したのに、
相手は○○してくれない！」
って思う病。

これは無意識に見返り求めてるので、
相手も疲れちゃうのよ。
自分も余計なストレス抱えちゃう。
あまり目先の平等を考えず、
相手に良かれと思うことをすればいいわ。
好意は先に出しておくものよ。

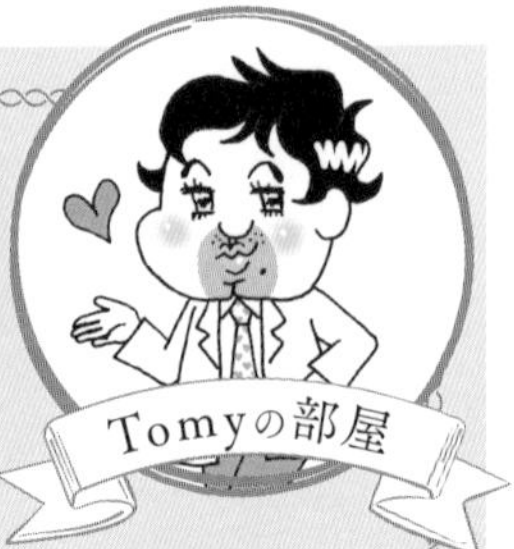

相談

「職場に合わない人がいるんです。彼女は常に自分が正しいと思っていて、同僚の悪口や人格否定をするのです。全く考えが合わないのに無理やり同意を求めてきます。どうしたらいいのでしょう？」（43歳、女性）

どうしようもないから、どうもしない。

こういう人はね、聞く耳なんかもってないのよ。認めてほしいだけなんだから。認めてほしいから話しかけてくるのに、考えを変えるわけがないのよ。たとえアナタが、全米が涙するような名スピーチを聞かせても効果がないわ。

だから、淡々と仕事をして、あまり相槌を打たない。同意を求めてきても、

「そっかあ」「ふうん」とか自分がストレスにならない程度の適当な相槌でいいわ。まともに聞いてないとわかると、そのうち相手もつまらなくなって言わなくなるしね。

あと、いつかアナタが彼女に悪口言われるかもしれないし、もう言われてるかもしれない。そこは覚悟でね。まあ、こんな人のいうことは周りも相手にしない。言われたところでダメージなんかないから、大丈夫よ。

この人を改心させることはできないし、できたとしても大してメリットはないから、どうもせずほっておこう。海にいるヒトデみたいなものでね、食べられないし、無理やり食べても美味しくないの。自分のエネルギーは無駄遣いしないでね。説得する価値のある人の為にとっておきましょ。

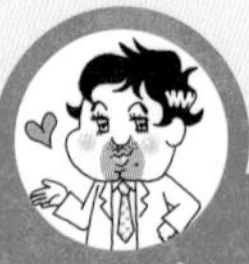

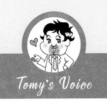

Tomy's Voice

032

悪口

人のことを
とやかく言う人がいたら、
「ああ、この人は暇なのね」
と思って流しましょう。

普通にやってたら
自分のことだけでいっぱいいっぱい。
でも、自分のことでいっぱいなのは
自分に誠実なのよ。
ワガママじゃないの。

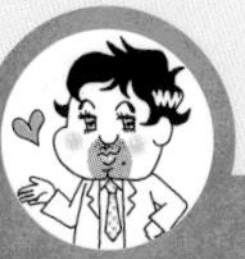

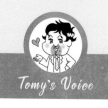

Tomy's Voice

033

攻撃

心を穏やかに保つ原則は「攻撃をしない」「攻撃的な人に近寄らない」よ。

なぜなら、攻撃しても
相手には届かないし、変えられない。
攻撃という手段は必要ないのよ。
ひたすら応酬しあって心を荒れさせるだけ。
この２つを守るだけで、
心はぐっと穏やかになるわ。

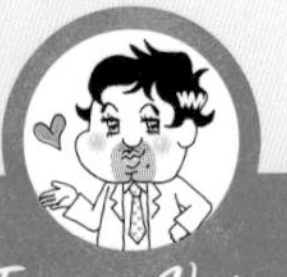

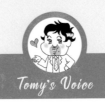

Tomy's Voice

034

怒り

びっくりするほど優しい人間が
なぜそんなに
優しくできるのかというと、
「怒る原因となるものが
極めて少ないから」だと思うのよ。

つまり優しくいること自体が
生きるための技術なのよね。怒っても怒らなくても
人生に影響しないものはスルーしていく。
スルーできるものが増えると優しくなれる。

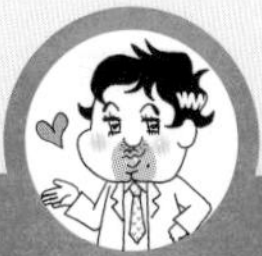

Tomy's Voice

035

素の自分

なんでもかんでも素の自分を出せばいいわけじゃないわ。素の自分のいいところだけ出しましょうね。

全てをわかってもらおうと、
自分のネガティブな部分を見せると、
「見せてもいいんだ」となって
ネガティブな部分がエスカレートするのよ。
これが恐ろしいところ。

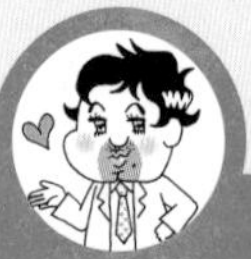

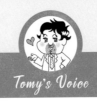

Tomy's Voice

036

他人

他人のことを気にしない方法。
逆説的だけど
「気にするべき人を選抜する」
のがいいと思うわ。

自分の状況をよくわかっている人、
真摯に向き合ってくれる人、
思慮深い人、誠実な人。
気にする価値のある人の方がよっぽど少ない。
だから気にする人を選んで、
その人の言動だけチェックするの。

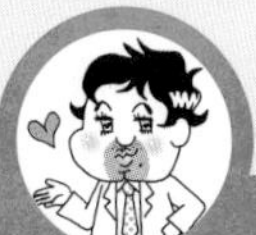

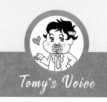

Tomy's Voice

037

凄い

若いころはいわゆる
「できる人」「優秀な人」のことが
凄いと思っていた。

けれど、最近は
「かわらず接することができる人」
「常に穏やかな人」
のことを凄いと思うようになってきた。
歳をとって求めるものが
変わってきたのかしらねえ。

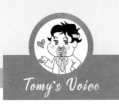

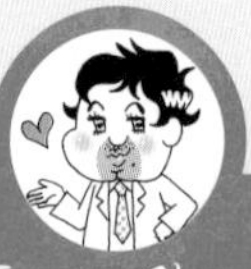

Tomy's Voice

038

将来

不安になるぐらいなら、
将来のことなんて
考えなくてもいいわ。

今をより良いものにしていこうとすれば、
将来だって自ずと良くなるから。
ワンコやニャンコは幸せそうだけど、
きっと将来のことは考えてないもの（多分）。
「将来のことを考える」
一見いい言葉に見えるけど惑わされないで。

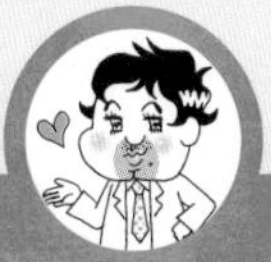

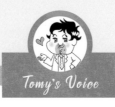

Tomy's Voice

039

忘れる

嫌なことを忘れる方法は、好きなことに興味を向けることよ。

嫌なことを思い出しそうになったら、
好きなことを考える。
幸い一日の時間は限られていて、
好きなことを考えていれば、一日は終わるわ。
今日も好きなことや好きな人のことを考えて、
素敵な1日でした。そう言えるようにね！

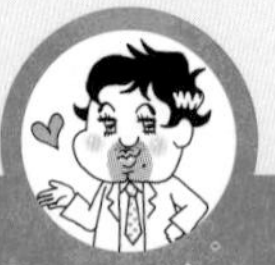

Tomy's Voice

040

自己肯定感

自己肯定感を得たいのなら、
人気者になる必要性は
ありません。

むしろ自己肯定感のある人は、
人気者になることを煩わしいとか、
面倒だとか思うぐらいよ。
自分そのままでいて、誰から注目を浴びなくても
何の不安もなく落ち着いていられる状態。
これが自己肯定感の極みなのよ。

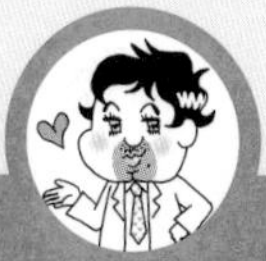

Tomy's Voice

041

否定

否定されても
アナタが悪いとは限らない。

たいていの場合、相手にとって
アナタが都合の悪い存在だから否定するのよ。
相手の言動をそのまま受け取って、
むやみに傷つかなくてもいいわ。

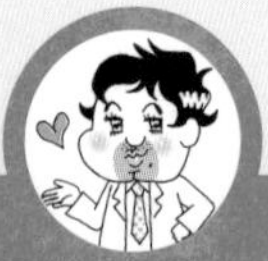

Tomy's Voice

042

追わない

感情や執着を
追いかけない練習。
やり方はこうよ。

ぼーっとして、自分の気持ちを眺める。

「あ、今ももやもやしてるなあ」

「あ、今自分のことネガティブに考えてるなあ」

他人事のように眺めてそのまま置いておく。

慣れると、いろんなこと考えては
消えていくのがわかると思うわ。

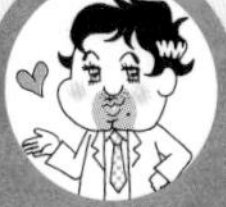

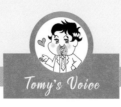

Tomy's Voice

043

許す

人をゆるす方法。
究極的には、
ゆるせない人間と
関わらないこと。

ゆるす、ゆるさないという発想自体が
心を縛り付けているわ。
そういう悩みを持たせるような人とは関わらない。
関わらざるを得ない人だったら、関心を持たない。
ゆるせないのが自分だったら、
ゆるせない部分を意識しない。

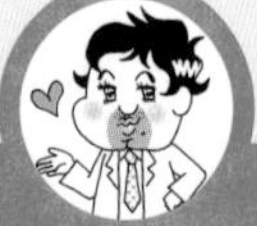

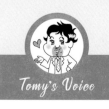

Tomy's Voice

044

心と脳

アテクシ、患者様に説明するとき、
「心の病気じゃなくて、
脳の機能の問題なんですよー」
というようにしているわ。

そっちの方が的確な表現だと思うし、
「心の病気」って表現は
ちょっと無神経な気もするから。
心は心で、病気とか正常とか
そういう括りではないと思うの。

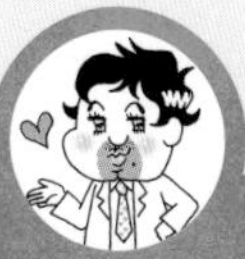

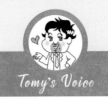

Tomy's Voice

045

怒り

怒るにはエネルギーを使うわ。

だから、怒りの感情は、

「わざわざ出す価値があるか」

という視点で対処するといいの。

怒りを出すなら、
ちゃんと受け止めて変えてくれる相手に出す。
変えてもらう価値のあることに怒りを出す。
そうじゃなければどうでもいい。
怒ったって仕方ない。

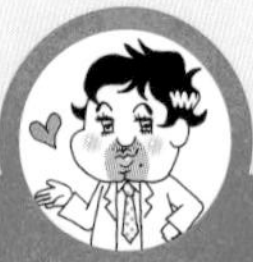

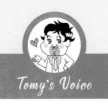

Tomy's Voice

046

比べる

世の中にあるのは、
自分の人生だけなのよ。
他人の人生は生きられないし、
その全容だってわからない。

極端にいえば幻みたいなもの。
それなのに、他人の人生と自分の人生を比較する
なんてナンセンスオブナンセンスよ？
元気を出して自分の人生に集中、集中！

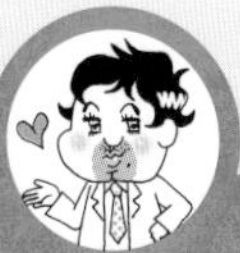

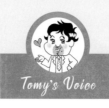

Tomy's Voice

047

安楽

人生に共通する目標は「心を安楽に保つこと」なんじゃないかしら？

外側の目標は様々よ。

「資格を取りたい」「成功したい」

「パートナーを得たい」

でも中身は「心を安楽に保ちたい」だと思うのよ。

ただ意識しないと外側の目標に気を取られ、
心の安楽からかけ離れるわ。気をつけて。

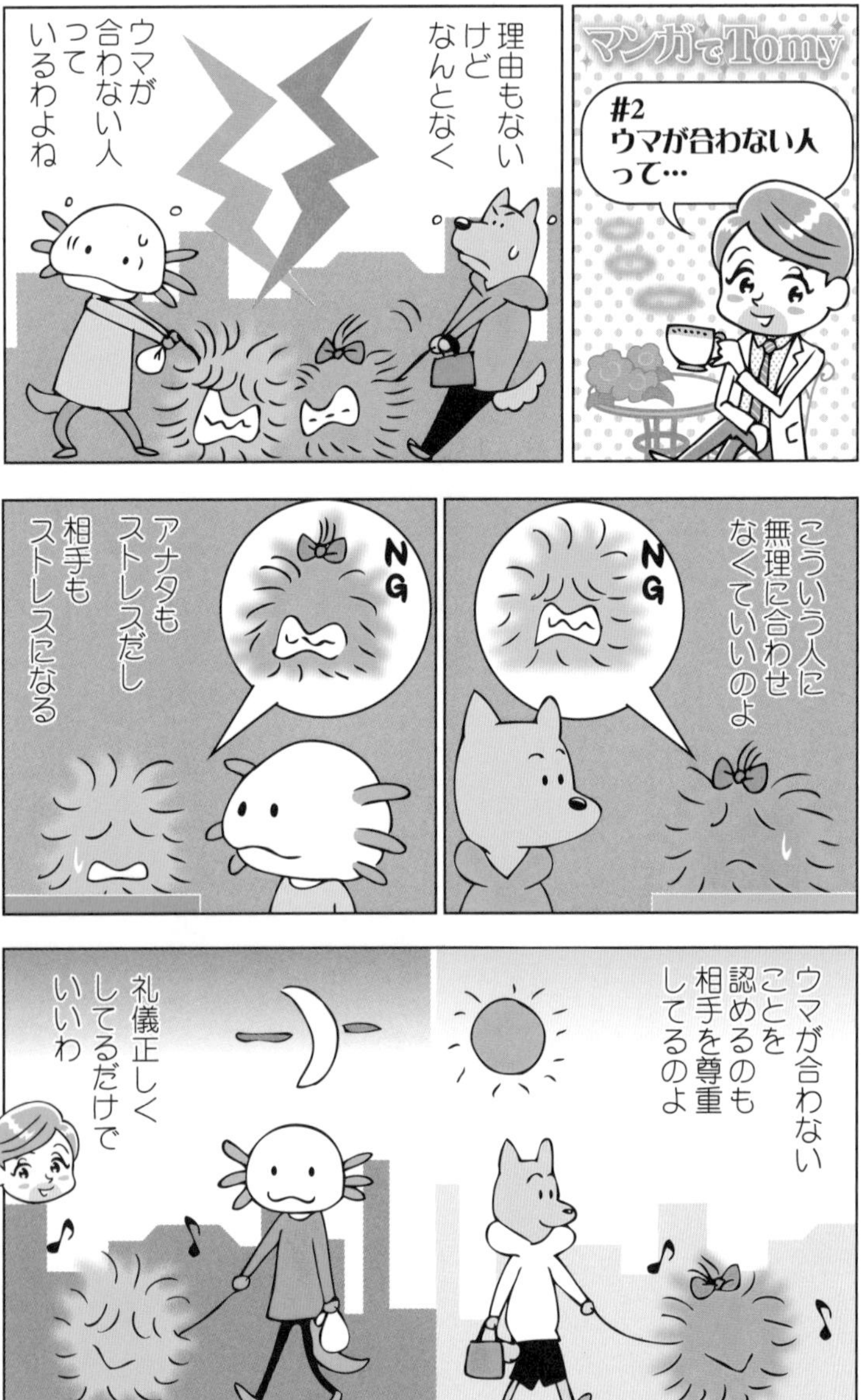

マンガでTomy
#2
ウマが合わない人って…
理由もないけど なんとなく
ウマが合わない人っているわよね
こういう人に無理に合わせなくていいのよ
NG
NG
アナタもストレスだし
相手もストレスになる
ウマが合わないことを認めるのも相手を尊重してるのよ
礼儀正しくしてるだけでいいわ

Chapter 2

人間関係って実は改善しなくてもいいの

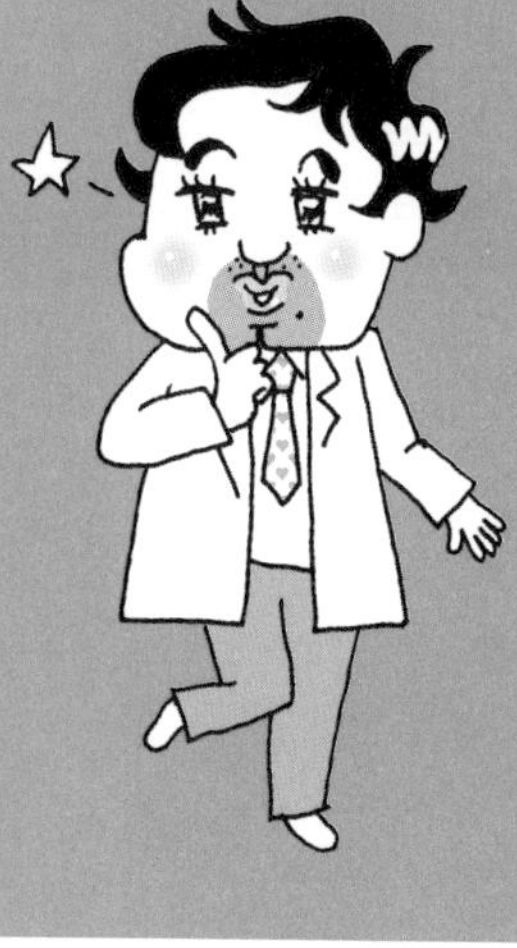

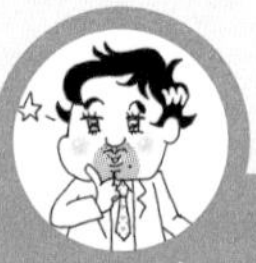

Tomy's Voice

048

関係

健全な関係性は、
「自分の心を満たし、
相手の心も満たせる関係性」
なのよ。

相手が喜んでいたら、自分も嬉しい。
自分が喜べば相手も嬉しい。
これが、相手を喜ばせるために自分が我慢する
ようになると不健全な関係になるわ。
放置しておくとお互い傷つくので、
初めのうちが肝心よ。

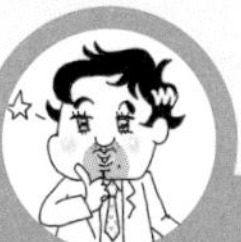

Tomy's Voice

049

流す

他人の言い方に多少
ムッとしても流しましょうね。

不器用な言い方しかできない人もいるの。
ムッとするたびに、余裕貯金が減ってしまうから、
無駄にムッとしないのも大切。

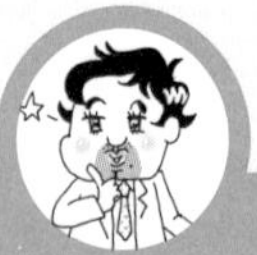

Tomy's Voice

050

コミュ力

コミュニケーション能力が高い人がいい人とは限らないわ。

もちろん、高いに越したことはないけど、人間の良し悪しとはまた別問題。
一番危険なのは悪意をコミュニケーション能力でカバーしちゃう人なのよ。
見分け方は、言葉ではなく、行動で判断することよ。

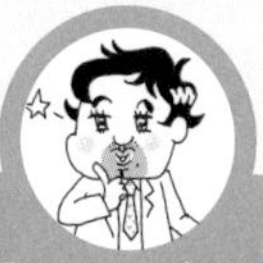

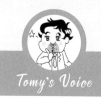

Tomy's Voice

051

否定

自分の意見を否定されること
に慣れましょう。

他人と意見は違って当たり前だから、
そんなことで腹を立てていたら
エネルギーが枯渇します。
それにね、自分の意見を否定されることと、
自分を否定されることは違うから。

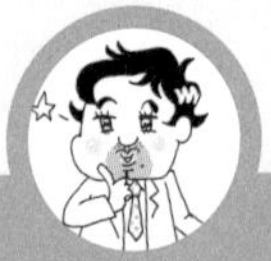

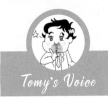

Tomy's Voice

052

感情

後輩から教えてもらった
いい言葉。

「行動を変えれば、
それに伴って感情も変わります。
だから感情を変えたければ、
行動を変えればいいんですよ」
さすがアテクシの優秀な後輩。
行動をいろいろ変えてみて、
一番自分の感情が落ち着くところを
探ればいいわけね。

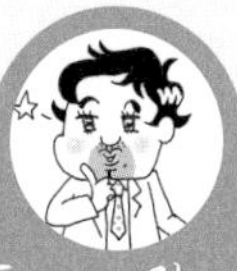

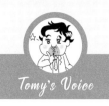

Tomy's Voice

053

生きる

何一つ問題はないはずなのに、
どことなく虚しくなったり、
漠然とした不安を感じるアナタへ。

それは、別に今のアナタが
満たされてないからじゃないのよ。
どんな恵まれた環境になっても
そういう気持ちになることはあるの。
「本当の自分」を探す必要もないの。
生きるって、そういうもんなのよ。

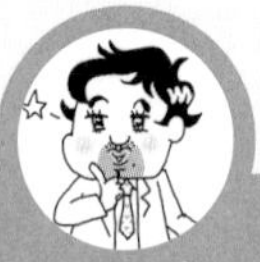

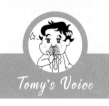

Tomy's Voice

054

大事

「自分は大事にされてるのかな」
と不安になったら、最終的には
「大事にしてくれる人を選ぶ」
しかないわ。

言葉で聞いたって「大事にしてるよ」
っていうに決まってる。
ただ大事にするって、デートがスマートだとか、
甘やかしてくれるとかじゃないのよ。
誠実に対応してくれるか。

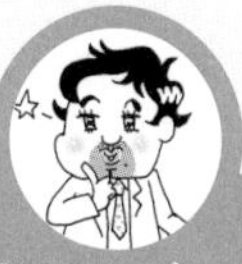

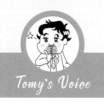

Tomy's Voice

055

迷わない

やりたいことがあるのに、
「他人からどう思われるか」
気になってできないのなら、
迷わずやりなさい。

アナタのやることが気に入らない人もいれば、
気に入る人もいる。
でも、周りには気に入る人だけが集まってくるから、
心配するほど問題は起きないわ。

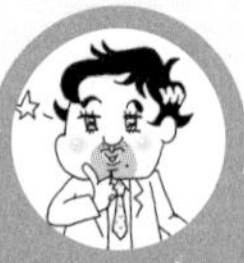

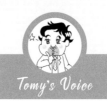

Tomy's Voice

056

違和感

精神的に調子が悪いと、
喉のあたりの違和感を訴える
方って本当に多いのよねえ。

・喉がつまった感じがする
・息をすると喉のあたりを意識してしまう
・小さなボールが喉の奥にある気がする

意外と苦しいこともあるので、
まず耳鼻科を受診して、
異常が無ければ精神科で相談したほうがいいわ。

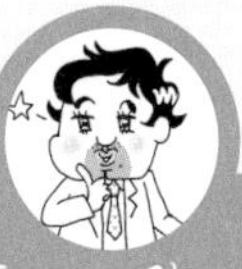

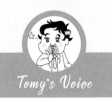

Tomy's Voice

057

つながり

友達は会うのが一番
とは限らないわ。

電話すると最高な友達。
LINEのやりとりが最高な友達。
SNSで絡むと最高の友達。
会って盛り上がるわけじゃなくても、
一番楽しくつながれるツールで
盛り上がればそれも友達。

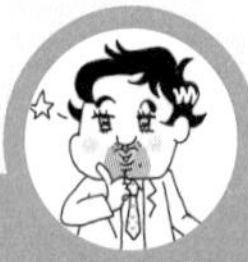

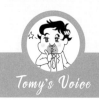

Tomy's Voice

058

嫌な人

嫌な人に攻撃されたら凹むけど、
嫌な人に好かれたほうが大変。

なので、事態としては
正常だと思うわ。
気にしないでね。

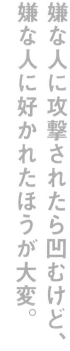

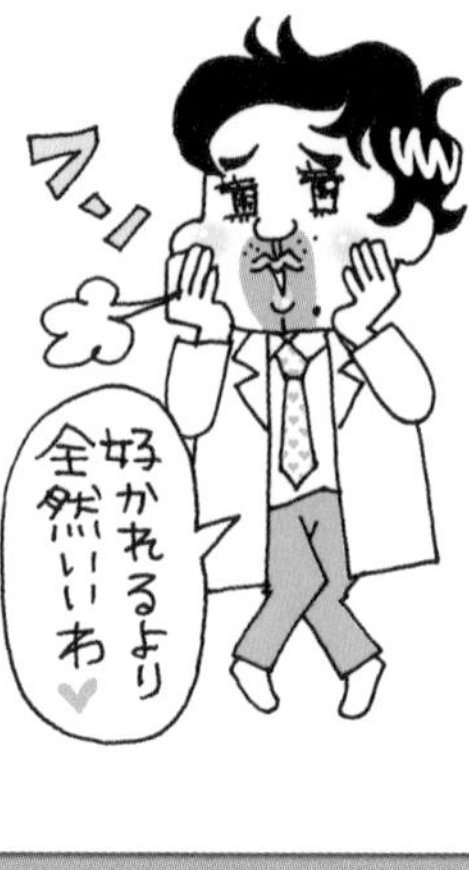

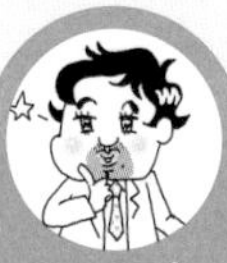

Tomy's Voice

059

優しさ

人に優しくする理由って、
相手の為だけじゃないのよ。
自分の心も優しくなれるのよ。

優しいから、優しくできるんじゃない。
優しい行為をすると優しくなれるの。

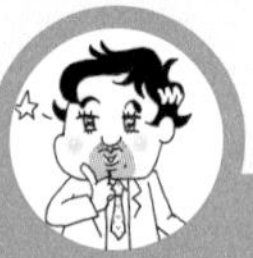

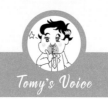

060

泣く

涙の力はすんごいの！

イヤなことがあってもスッキリ。

涙と共に流されていく。


泣き虫は弱虫なんかじゃない。

むしろ強いわ。

泣いただけ、

「よく泣ける私は強いから大丈夫」

そうつぶやいて口笛を吹けばいい。

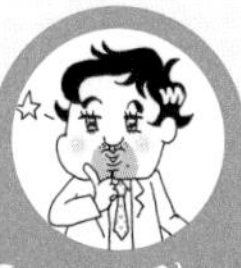

Tomy's Voice

061

マウンティング

マウンティングされたら、
離れるのが一番よ。

間違っても仕返ししないようにね。
仕返しするのは同類ってことよ。

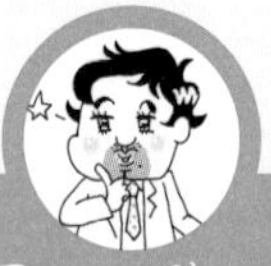

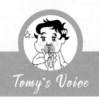

Tomy's Voice

062

宝物

「何をするか」より
「誰といるか」が大切なのよ。

何よりの宝物は、ありきたりなことでも、
素晴らしい時間に変えてくれる人。

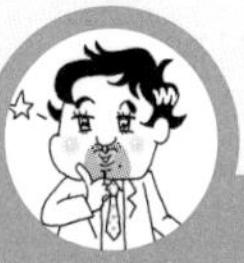

Tomy's Voice

063

味方

**孤立無援で戦っている
と感じているときも、
見ている人は見ているものよ。**

ただ「私は味方です」と
すぐに名乗り出てくれるわけじゃないわ。
一方、攻撃する人は我慢せず攻撃してくる。
「みんなもそう思っている」と
自分を大きく見せながら。
信念があるのなら、
サイレントな味方を信じて続けてみて。

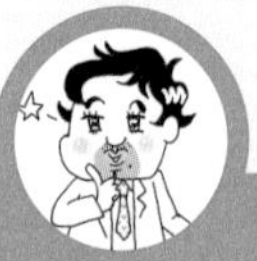

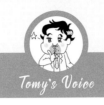

Tomy's Voice

064

無駄

結果的にとんでもない人と
長く過ごしちゃうことも
あるわよね。でも、
時間を無駄にしたと思うなかれ。

そのときはいい人だとも思ったんだし、
楽しい時間もあったはずよ。
そして最後に人生勉強もさせてもらった
と思えばいいわ。
人生に一片の無駄なし！

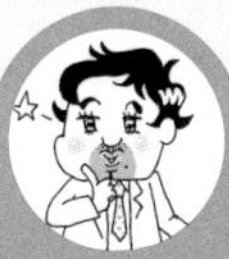

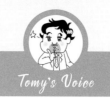

Tomy's Voice

065

苦労

爽やかに笑うあの人が、
アナタより泣いたことがない
となぜ言い切れるのかしら？

人は苦労を見せないものよ。
他人の苦労は見えないものよ。
笑ったり、泣いたり、
バウムクーヘンのように積み重なるのが人生。
でも、それが美味しいの。

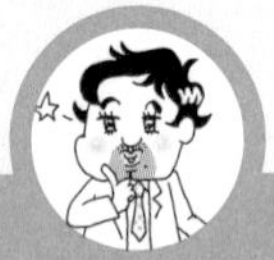

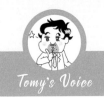

Tomy's Voice

066

信用

信用するっていうのは、
相手に依存すること
じゃないのよね。

「この人は信頼できる」という
自分の決意に責任を持つことよ。
他人を信用するには、
自分を信用しないとできないことなのよね。

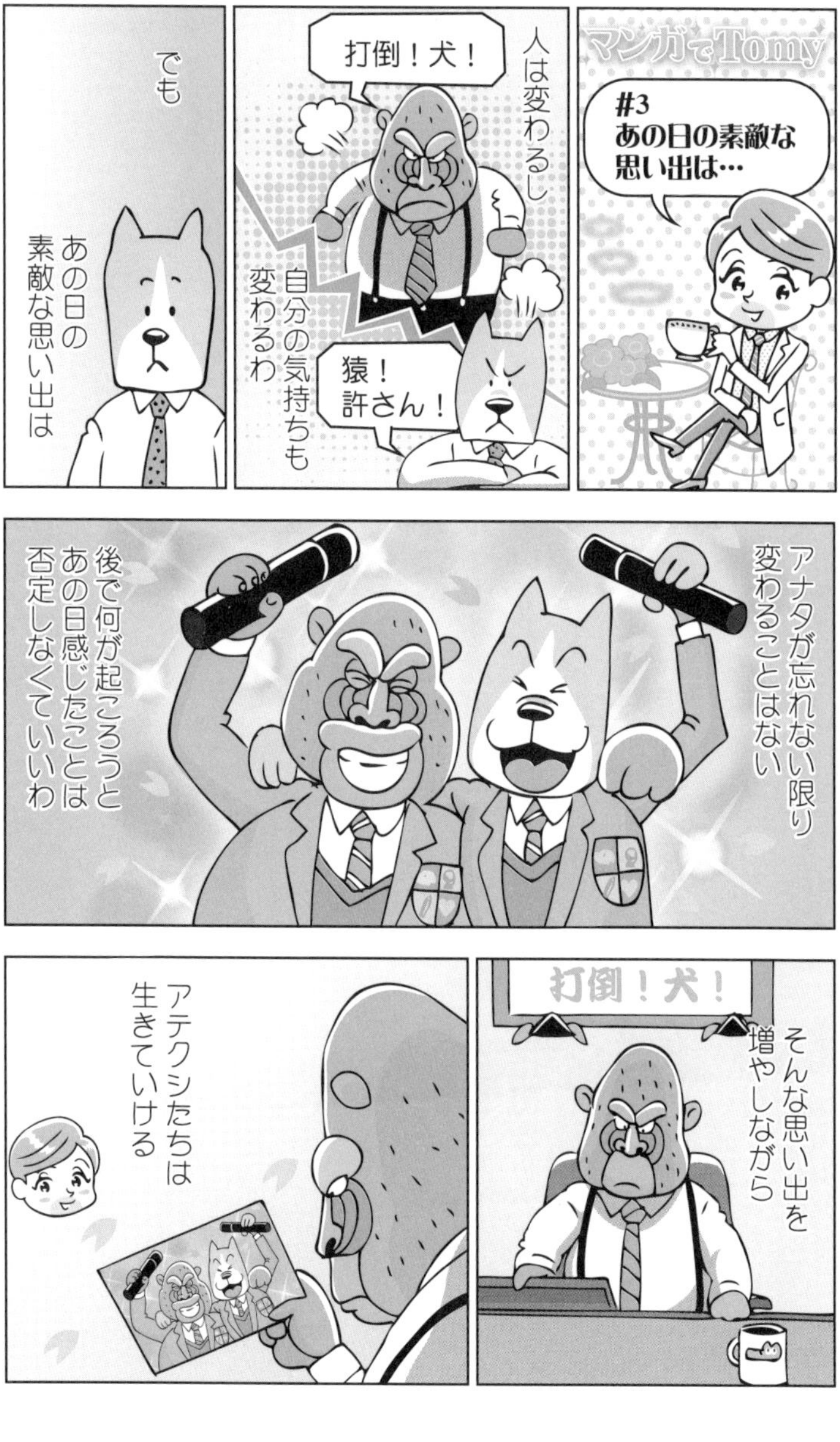
マンガでTomy
#3
あの日の素敵な思い出は…
人は変わるし
打倒！犬！
自分の気持ちも変わるわ
猿！
許さん！
でも
あの日の素敵な思い出は
アナタが忘れない限り変わることはない
後で何が起ころうとあの日感じたことは否定しなくていいわ
打倒！犬！
そんな思い出を増やしながら
アテクシたちは生きていける

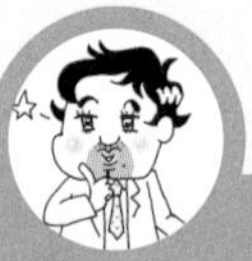

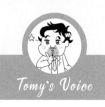

Tomy's Voice

067

判断

自分が弱っているなと感じたら、
大切なことは一切
自分で判断しちゃダメよ。

物事を決断するのは、
エネルギーを沢山必要とするの。
弱っているときに決断することで余計に弱るし、
そんな状態で決断した結果が
さらに悪い事態を引き起こすこともある。
弱っているときは、基本全部後回しで休憩。

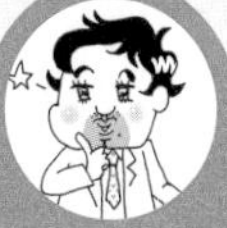

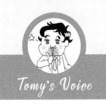

Tomy's Voice

068

—徳

徳の＋−《プラスマイナス》で考えると人間関係が楽になるわ。

たとえば、誰かに利用されたとしても、
騙されたとしても、
アナタの徳はマイナスになっていない。
ただ相手が卑しいだけ。
相手の徳が失われただけ。

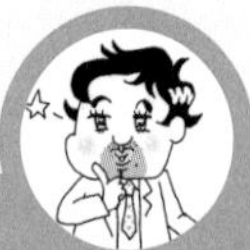

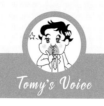

Tomy's Voice

069

やり直し

「人生はゲームと違って
やり直しが利かない」
と思うでしょ。それは嘘よ。

しかも3度と言わず、何度でもやり直せるわ。
顔洗って「ああ、生まれ変わったと思って、
明日からやり直すさ」ってつぶやけばいいのよ。
時間は戻らないけど、何度でも生き方は変えられる。

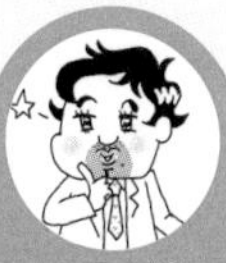

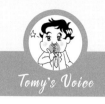

Tomy's Voice

070

疎遠

人間関係ってずっと続く方が
むしろ珍しいのよね。

幼なじみでも、急に合わなくなることもある。
お互いが変化してるから、
どこかで合わなくなっても仕方ないのよ。
数年単位で急に再接近することもあるから、
ちょっと疎遠になったぐらいで
気にしなくてもいいわ。

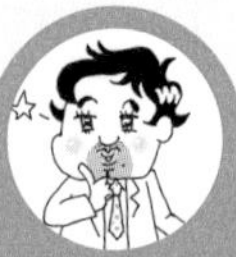

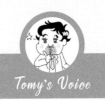

Tomy's Voice

071

自己防衛

言葉で他人を傷つける人って、
単純に自分を守ってるのよね。
攻撃が最大の防御だと思って。

イメージでいうと「来るなぁ〜」っていいながら
刃物振り回してるような感じ。
普通そんな人見たらどう思う？
近寄らないわよね。同じ対応でＯＫよ。

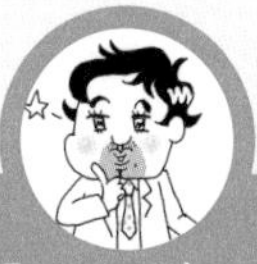

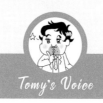

Tomy's Voice

072

過去

過去は忘れましょう。
過去が忘れられないのなら、
現在、未来を優先して、
時間が余ったら
考えるようにしましょう。

きっと現在、未来を優先したら
過去のことまで気が回らないと思うの。
そうなのよ、過去が忘れられないときは
順序を取り違えてるのよ。

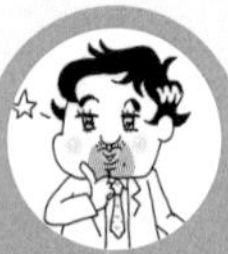

Tomy's Voice

073

体調

普段からやっておくといいのは、
「体調が悪い時は
物事を考えない」ことよ。

体調が悪い時に頭を使うと、
どうしてもネガティブに考えちゃう。
でもそれは本当のアナタの判断じゃないから、
「嫌な気持ちになった損」なのよね。

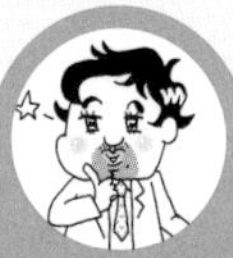

Tomy's Voice

074

土俵

自分の生きる世界と
他人の生きる世界は違うのよ。

でも同じ空間にいるから、
ついつい同じ土俵にいると思ってしまう。
それは大きな勘違い。
土俵が違うんだから、
嫉妬も比較もマウンティングも、
全く意味がないのよ。気にしなくて大丈夫。

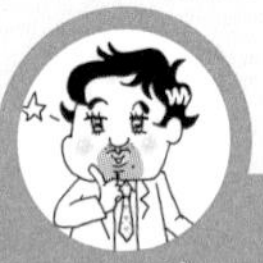

Tomy's Voice

075

孤独

誰もが死ぬときは一人。
だから、孤独に
慣れておくといいわ。

慣れるというか、ポジティブに孤独を捉える。
伸び伸びと、好きに環境を作り、
のんびり考え事をし、
誰に責任をとってもらう必要もない。
それが孤独。素敵な時間。
孤独じゃないときも楽しい。孤独も楽しい。
最強じゃない？

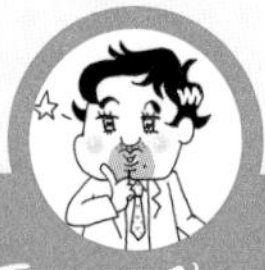

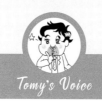

076

同僚

職場での良好な人間関係って、

「お互い仕事がやりやすい関係」

であって、

「プライベートでも仲がいい関係」

じゃないと思うわ。


ましてや、「よく飲みに行く間柄」でもない。

逆にそっちに力を入れると仕事やりづらくもなるし。

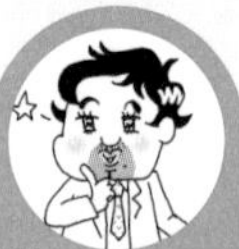

Tomy's Voice

077

自己肯定感

自己肯定って
難しいかもしれないわね。
ただ、最終的には
生きてるだけで凄いと思うの。

生きてるって、いろんなこと処理しながら
バランスとってやっとこさできてることだから。
上司から怒鳴られても、
上手く家事育児ができなくても、
努力が実らなくても、
せいいっぱいやってるんだから凄いのよ。

Tomy's Voice

078

一 夢

夢には叶うタイミングがあるわ。
だから無理に
追い続ける必要もないし、
あきらめる必要もない。

ただ置いておく、熟成させる期間も必要なのよ。
なぜかというと、アナタの夢は
アナタが思い描いてたように叶うとは限らないから。
形を変えて、アナタに合うように叶うことがある。

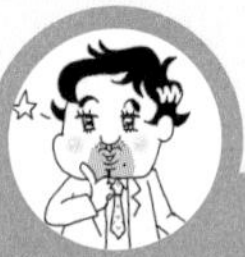

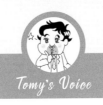

Tomy's Voice

079

クヨクヨ

人間って上手く行ったことって
忘れちゃうのよね。
上手く行かなかったことだけ
頭に残る。

だから意識してないと
ネガティブになって当たり前なのよ。
ちなみに上手く行かなかったことも
抱えてていいと思う。
それがアナタらしさを作ってるんだしね。
クヨクヨしたっていいじゃない。人間らしいわ。

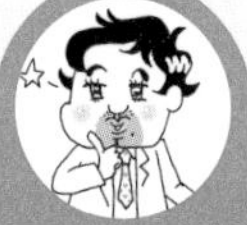

Tomy's Voice

080

感性

豊かさを決めるのは、「生活水準」ではなくて「感性水準」だと思うアテクシ。

高級品に囲まれても、
毎日退屈そうにしている人もいる。
下宿生活している学生でも、
インテリアに一工夫したり、
限られた食材で料理を楽しんだりする人もいる。
つまり豊かさは与えられるものではなくて、
構成するもの。

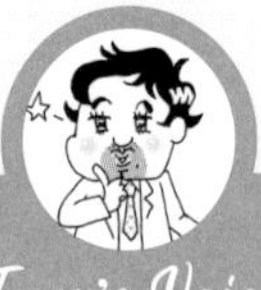

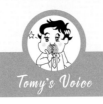

Tomy's Voice

081

意欲

誰にでも意欲が出なくて、
何もしたくない時があるわ。

これを「やりたいことができなくて辛い」
と思うと余計しんどい。
そうじゃなくて意欲が出ないときはね、
ゴロゴロを楽しむときなのよ。

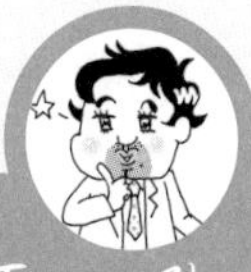

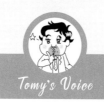

Tomy's Voice

082

存在

大切な人を亡くした
悲しみは消えないわ。
消えないけどそれでいいの。

消えるわけないじゃないのよ。
一人の人間の存在がこの世にはもうないのだから。
記憶の温かみや、悲しみ、切なさ、怒り、感謝の気持ち。
それらを抱えながら生きていきましょう。
それが亡くした人の生の証なのだから。

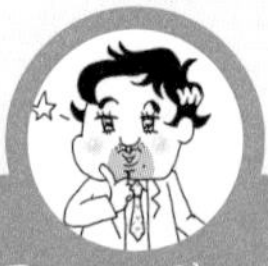

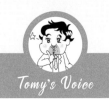

Tomy's Voice

083

連絡

大事にしていた人から
連絡が来なくなると
寂しいわよね。

でも、相手は自分を必要としなくても
やっていけるようになったわけだから、
本当は寂しくないことなのよ。

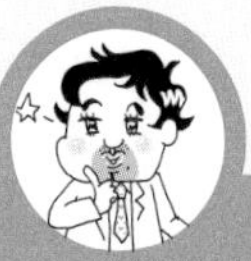

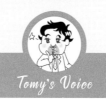

Tomy's Voice

084

要求

相手への要求が満たされると、
今度はそれが当たり前になるわ。
そして、相手への要求水準が
一つ上がってしまう。

相手はどんどん息苦しくなるし、
自分も要求が満たされないことが増えて
ストレスになる。対策としては
・常に感謝すること
・要求水準をあげていかないこと　ね。

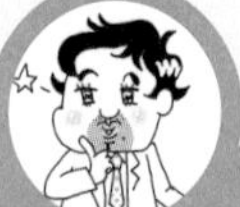

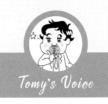

Tomy's Voice

085

人間関係

人間関係というのは、「場所」とくっ付いて存在するの。

アナタを悩ませる職場の上司も同僚も部下も、
職場という場所を離れれば存在しない、
その程度のものよ。
帰れば忘れていい。
いざとなれば職場を変えればいい。
逃げ道があると思えば、ちょっとは気楽よ。

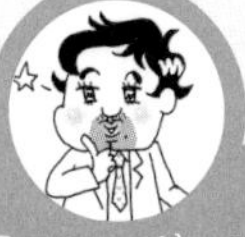

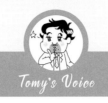

Tomy's Voice

086

精神

自分の内面に目を向けすぎると、精神的に不安定になるわ。

人の視線が気になる、身体症状が気になる、嫌なニュースが他人事と思えなくなるなど。無意識にやってたことが無意識にできなくなる。視点をなるべく自分から離れたところに持っていくのがいいわ。自分より周りの世界に目を向ける。

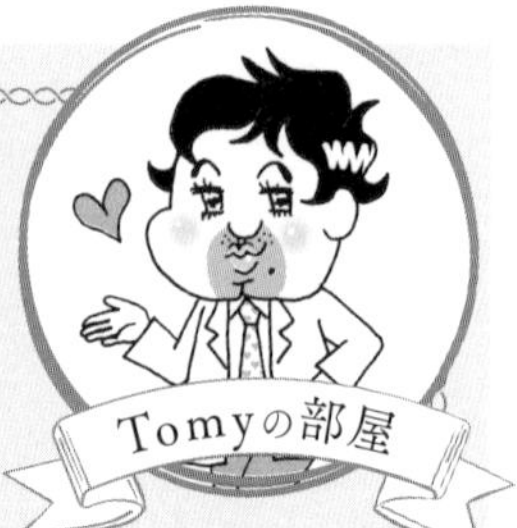

相談

「楽しいことが何もないです。仕事をして、家に帰ってきて、寝ての繰り返し。職場の人間関係はあまり良くないし、新たな出会いもありません。どうしたらいいんでしょう?」
(27歳、男性)

楽しいことは自分で混ぜ込む。

実は楽しいことって、毎日の繰り返しの中にあるのよね。殊更イベントなんかなくてもいいの。イベントにはイベントの楽しさもあるけれど、あくまでオプションみたいなものなのよ。

まず大切なことは、日常の中で自分にとっての「幸せ」を考えてみること。たった一つでもいいのよね。たとえばアテクシなら、

①いい仕事（診察）をする

②大切な人の側にいる

――が幸せよ。そこから逆に考えて、その幸せを日々の中に混ぜ込むにはどうしたらいいかを考える。

たとえば①だったら勉強する。職場環境を整える。仕事の質を高める仲間を作る。②だったら、同棲したり一緒に仕事する道を探る。大切な人がいなければそういう人を探す。

次にこうやってみつけた方法を日常の中に織り込んでいくの。勉強会に出たり、パートナーとご飯食べながら将来についてプラン立てたりね。毎日起きる出来事は地味でも、気が付けば自分の幸せがどんどん完成されていく。

そしてそんな日々を思い出すと、「楽しかったな」と思えるの。

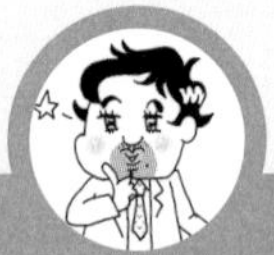

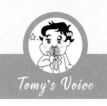

Tomy's Voice

087

信用

大切な人を
信用できなくなったら、
その人はいなくなったも
同然なのよ。

つまり信用できない人は
存在していないようなもの。
だからこそアテクシたちは誠実で、
信頼できるような人間でありたい。
それが存在しているということだから。

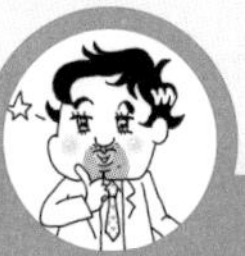

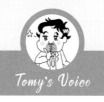

Tomy's Voice

088

外出

「外出するのが億劫で、
出かけられないんです」

と語る患者さんに、

「家が楽しいんじゃないですか？」

と答えたアテクシ。

患者さんが笑顔になったので、
この答えで良かったのね。

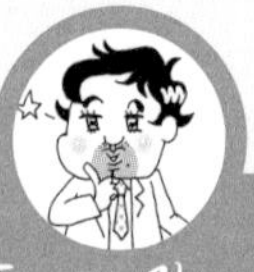

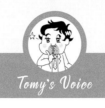

Tomy's Voice

089

警戒

弱ってるときに
「私に任せてくださいよ」
と近づいてくる人は大警戒よ。

経験がないと、「そんな奴いる？」
って思うけど実際いるのよ。
弱ってるときって知らないうちに
「弱ってる信号」出してるから。
もしこんな人物にお任せしちゃうと、
自分の脳をとられちゃうわ。最初はいい人に見える。

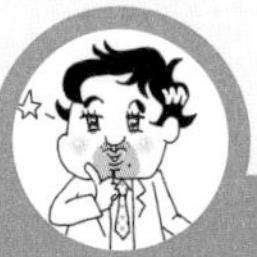

Tomy's Voice

090

喧嘩

人間関係って
実は改善しなくてもいいの。

お互い好きなら喧嘩しても仲直りするし、
お互い嫌いなら喧嘩しなくても仲が悪い。
お互いの好意なんて、
最初からある程度決まっちゃってるのよね。
大事なことは無礼を働かないこと。
後は成り行きでいい。

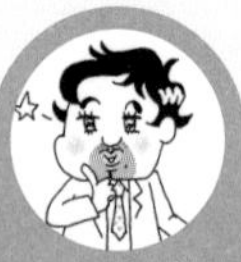

Tomy's Voice

091

他人事

悩みの一部は他人事なのよね。
他人事は他人事と理解すると、
心の負担がちょっと減るわ。

「上司の言葉がきつい」

⬇言葉がきつい上司の問題。他人事。

「部下が言うことを聞かない」

⬇言うことを聞かない部下の問題。他人事。

他人事は、結局その「他人自身」に
ツケが回ってくるだけ。

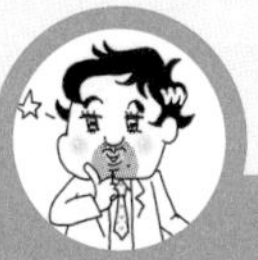

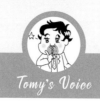

Tomy's Voice

092

劣等感

劣等感の強い人は、理想が狭い傾向にあるわ。

いろんな生き方があるから、
いろんな理想があるはずなのに、
なぜか自分の理想はとても狭い。
そんな狭いところにピンポイントで達成できる
わけもないから、常に自分を認められない。
劣等感に悩まされている人の問題は
能力じゃないのよ。考え方。

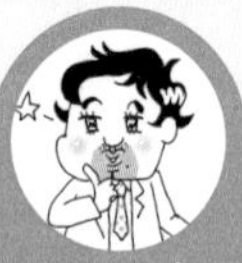

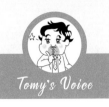

Tomy's Voice

093

動物

最良の友達が動物でも
全く問題ないと思うわ。

人間は、情報が多すぎて
疲れてしまう人っていると思うの。
それは全く恥ずかしいことじゃない。
心を寄せる相手は、
アナタが安定できることが大切なのよ。

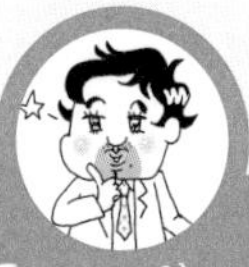

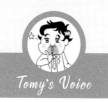

Tomy's Voice

094

ギフト

贈り物をいただくときは、

「相手の好意がギフトなんだ」

と思いましょう。

欲しいものかどうかとか、
気が利いてるかどうかとか、
それは相手の器用さ次第だから
いちいち気にしない。

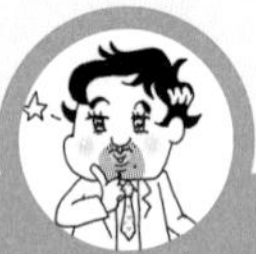

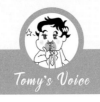

Tomy's Voice

095

幸せ

幸せになりたいのなら、
「どう思われたいか」は
一切考えずに、
「何をしたいか」を
考えるといいわ。

アナタが「どう思われるか」は周りが決めることで、
それはアナタのやったことで決まるから。

郵便はがき

料金受取人払郵便

渋谷局承認

6817

差出有効期間
2023年12月
31日まで
※切手を貼らずに
お出しください

150-8790

130

〈受取人〉
東京都渋谷区
神宮前 6-12-17
株式会社ダイヤモンド社
「愛読者係」行

フリガナ		生年月日		男・女
お名前		T S H　年　月　日生	年齢　歳	
ご勤務先 学校名		所属・役職 学部・学年		
ご住所 (自宅・勤務先)	〒 ●電話　(　　)　●FAX　(　　) ●eメール・アドレス (　　)			

◆本書をご購入いただきまして、誠にありがとうございます。

本ハガキで取得させていただきますお客様の個人情報は、以下のガイドラインに基づいて、厳重に取り扱います。

1, お客様より収集させていただいた個人情報は、より良い出版物、製品、サービスをつくるために編集の参考にさせていただきます。
2, お客様より収集させていただいた個人情報は、厳重に管理いたします。
3, お客様より収集させていただいた個人情報は、お客様の承諾を得た範囲を超えて使用いたしません。
4, お客様より収集させていただいた個人情報は、お客様の許可なく当社、当社関連会社以外の第三者に開示することはありません。
5, お客様から収集させていただいた情報を統計化した情報（購読者の平均年齢など）を第三者に開示することがあります。
6, お客様から収集させていただいた個人情報は、当社の新商品・サービス等のご案内に利用させていただきます。
7, メールによる情報、雑誌・書籍・サービスのご案内などは、お客様のご要請があればすみやかに中止いたします。

◆ダイヤモンド社より、弊社および関連会社・広告主からのご案内を送付することがあります。不要の場合は右の□に×をしてください。　不要 □

①本書をお買い上げいただいた理由は？

（新聞や雑誌で知って・タイトルにひかれて・著者や内容に興味がある　など）

②本書についての感想、ご意見などをお聞かせください

（よかったところ、悪かったところ・タイトル・著者・カバーデザイン・価格　など）

③本書のなかで一番よかったところ、心に残ったひと言など

④最近読んで、よかった本・雑誌・記事・HPなどを教えてください

⑤「こんな本があったら絶対に買う」というものがありましたら（解決したい悩みや、解消したい問題など）

⑥あなたのご意見・ご感想を、広告などの書籍のPRに使用してもよろしいですか？

1　実名で可　　2　匿名で可　　3　不可

※ご協力ありがとうございました。

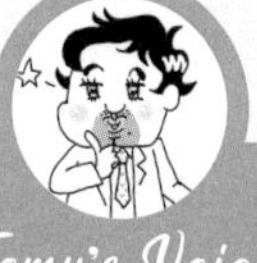

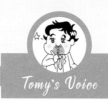

Tomy's Voice

096

自分

人生を変えてくれるような
出会いを期待することって
あるわよね。

でも、自分の人生を一番変えてくれるのは
自分なのよね。
そう思って毎日過ごしていけば、
素晴らしい出会いがふと訪れることもある。
でも、その人が変えてくれるわけじゃないの。
自分に何かヒントを与えてくれるだけなの。

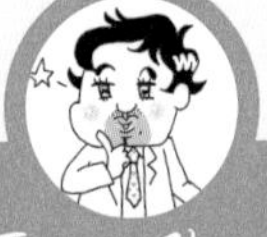

Tomy's Voice

097

希望と期待

希望と期待は違うのよ。
希望は、願いを持つこと。
期待は、
自分の理想を押し付けること。

相手の成長を願うのは希望。
そこに怒りは起きないの。
もし、起きるのなら「こうなってほしいのに」
という押し付けが混じっているわ。
それに気づいたら、押し付けを取り除いて、
希望に変えていくの。

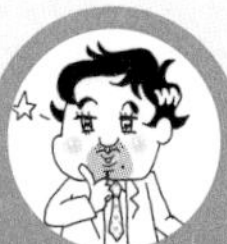

Tomy's Voice

098

寂しさ

寂しいときは、
寂しくないフリをするより
「寂しい」って
口にしたほうがいいのよ。

誰にだって寂しい時期はあるし、
厳密にいえば生きてること自体が寂しいものだし、
寂しいことは恥ずかしくないのよ。

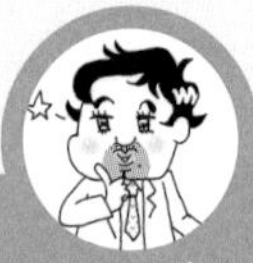

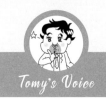

Tomy's Voice

099

思い出

今の幸せは、
今しか味わえないの。

もし全く同じことをしたとしても、
同じ環境を整えたとしても、
最初と２回目、３回目では感じ方が違う。
年齢によっても感じ方が違う。
アテクシたちは常に変化している。
今の幸せは今だけのもの。
一期一会と、どの瞬間も
素敵な思い出を頭に刻みつけて頂戴ね。

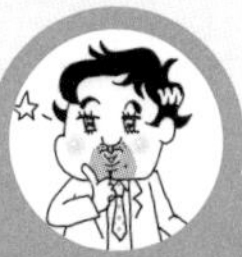

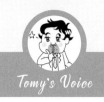

Tomy's Voice

100

笑顔

幸せだった瞬間を
思い出してみて。

自分と自分の大切な人が笑顔だったでしょ？
幸せは、贅沢や旅行が作るんじゃないのよね。
笑顔が作るのよ。

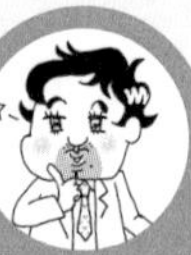

Tomy's Voice

101

ご褒美

人のこと優先しちゃって、
自分が疲れちゃう人へ。

アナタに元気がないと、みんな困っちゃうわよ？
そう思えば、自分を大事にできるわ。
アテクシも追い込まれたときは、
「アテクシが元気じゃないと
患者さんに迷惑がかかるじゃない！」
と思って自分にご褒美与えるようにしてる。

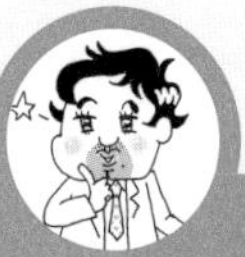

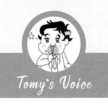

Tomy's Voice

102

ストレス

白黒はっきりさせないと
気が済まない人っているわよね。
こういう人は
ストレスも増えがち。
人間関係もギクシャクしがち。

グレーのまま置いておけるのが一番いいけど、
それも難しいわよね。こういうときは、
「はっきりしないものは、無いものと思って動く」
ほうがストレスは減ります。

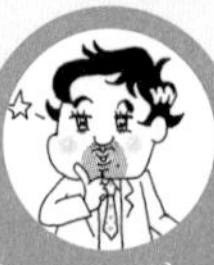

Tomy's Voice

103

真実

「真実を知りたい」って
気持ちは分かるけど、
「真実を知ってどうするのか」
ってことも
忘れちゃいけないのよ。

労力ばかり使って誰も得しないようなことは、
別に知らなくたっていいじゃない。
過去とか本音とかね。これが生きる理由よ。

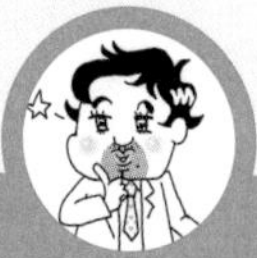

Tomy's Voice

104

味方

**本当の味方は
味方の顔をしようとはしないわ。**

時には敢えて鬼の顔になることもあるし、

「もう二度と会いたくない」

というほどの喧嘩の相手にもなる。

大切な仲間を見つけるには、

「大切にしてくれるとは何か」

自分がわかっていないとダメなの。

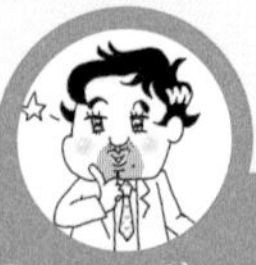

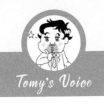

Tomy's Voice

105

卑屈と謙虚

謙虚であることは大切よ。
でも、それは劣等感に
苛まれることではないの。
常に他人への尊厳をもって
接することよ。

周りと比較して自分は駄目だと思うのは、
卑屈であって謙虚ではない。
上には上がいるけれど、アナタは駄目じゃない。
これが生きる理由よ。

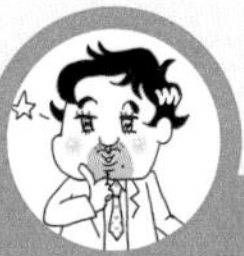

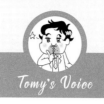

Tomy's Voice

106

翻弄

あるときは不安に思うのに、
元気になると気にならない。
あるときは憎むのに、
あるときは愛おしい。

不安も愛憎も、
心に起きる全てのことには実態がないのよ。
だから振り回される必要はないの。
ある時は晴れ、ある時は曇り、
ある時は雪が降り、ある時は雷が光る。
心も自然の移り変わりと同じ。

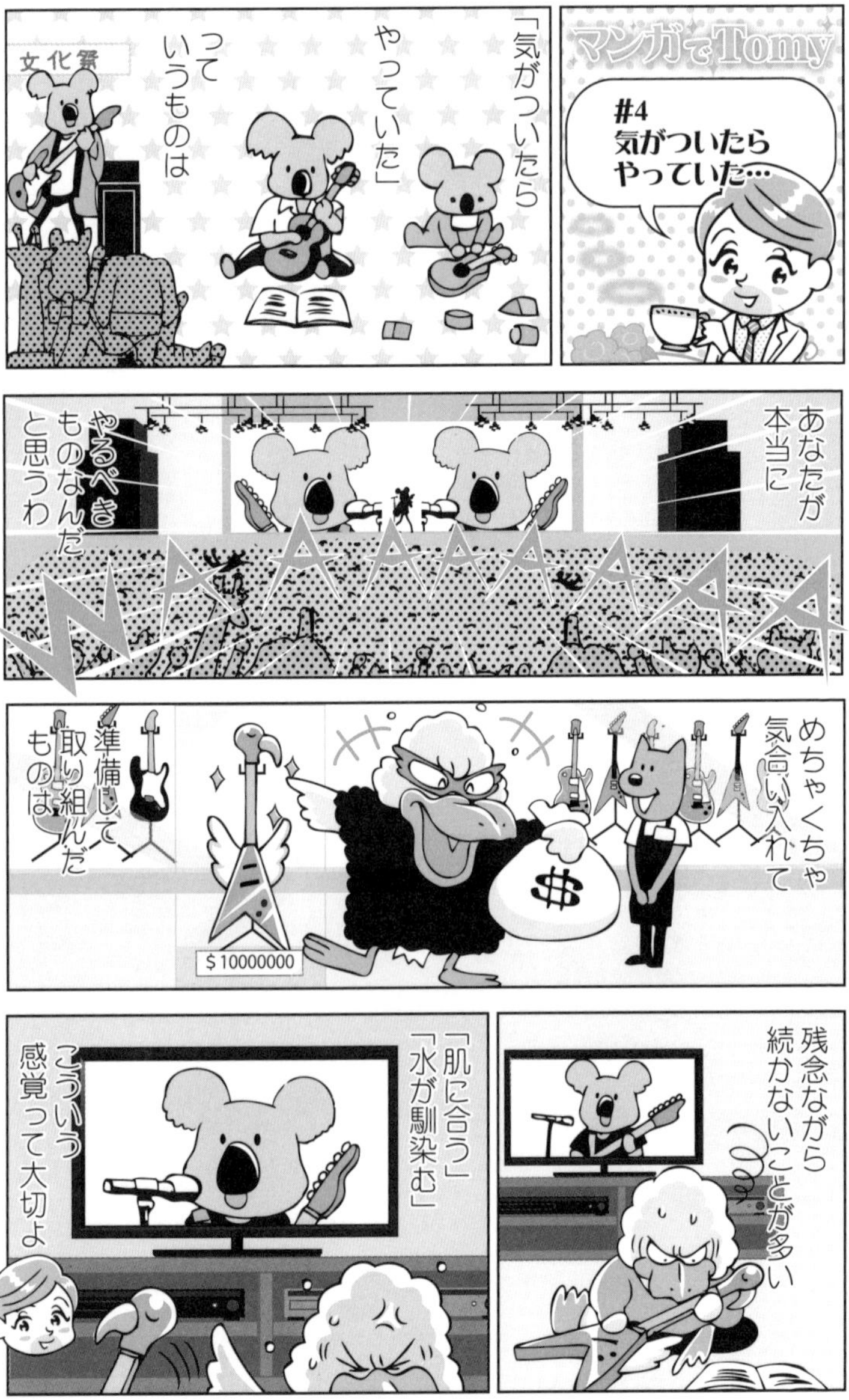

マンガでTomy
#4
気がついたら
やっていた…
「気がついたら
やっていた」
って
いうものは
文化祭
あなたが
本当に
やるべき
ものなんだ
と思うわ
めちゃくちゃ
気合い入れて
準備して
取り組んだ
ものは
$10000000
残念ながら
続かないことが多い
「肌に合う」
「水が馴染む」
こういう
感覚って大切よ

Chapter 3

本当に悩むべきことは実はそんなにないのよ

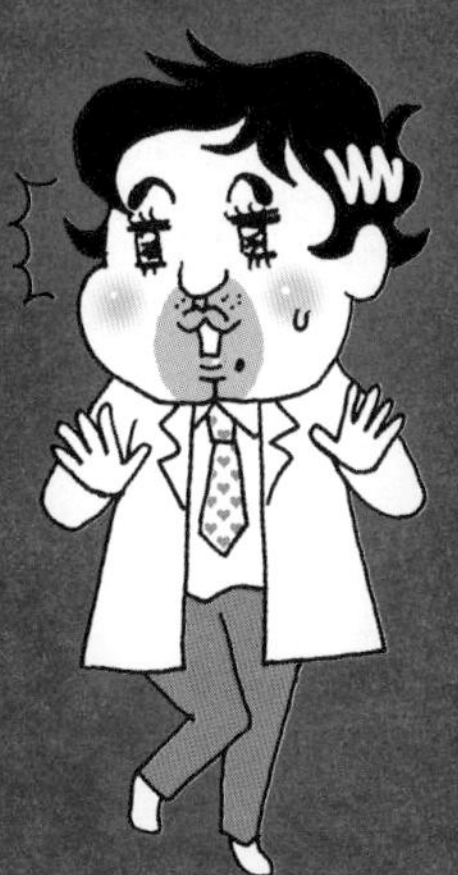

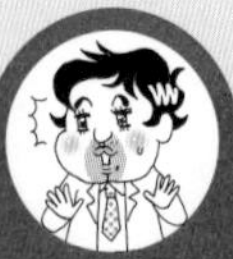

Tomy's Voice

107

なりゆき

当たり前だけど、
物事は上手く行くタイミングと
行かないタイミングってのが
あるのね。

お天気みたいなものよ。
だから上手く行っているからって
調子にのってもいけないし、
上手く行かないからって自分を
責めすぎてもいけない。
成り行きを眺めることって大切よ。

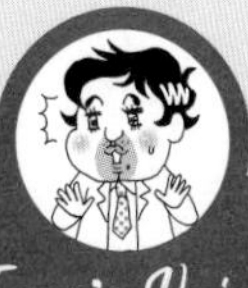

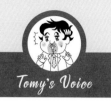

Tomy's Voice

108

仲間外れ

仲間外れにされたアナタへ。
相手は人気者じゃないわ。

群れずにはいられない人。
ボスになりたがるだけの悲しい人。
本当の人気者はアナタを
仲間外れになんかしたりしない。
相手にしてくれなくて
却って好都合だったのよ。

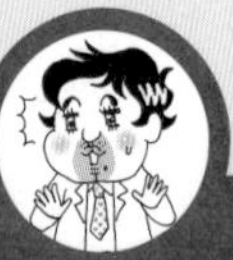

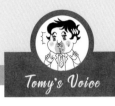

Tomy's Voice

109

覚悟

凛とした格好いい雰囲気を持っているのは、「覚悟を決めた人」だと思うのよ。

だから格好いい人になりたいのなら、
何か一つ覚悟を決めてみるのもいいと思うわ。
子供のために尽くすと覚悟を決める。
一生この仕事をすると覚悟を決める。
夫婦添い遂げると覚悟を決める。何でもいいから。

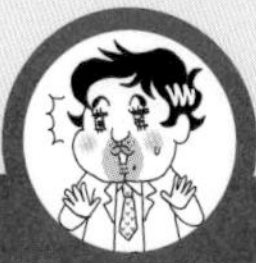

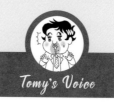

Tomy's Voice

110

スルーと無視

スルーする力はとても大事よ。

でも、スルーすると
相手に申し訳ない気分になって
できない人もいるかもね。
そういうときは
「人じゃなくて、建設的じゃない言動をスルーする」
と思いなさいね。スルーと無視は違うの。

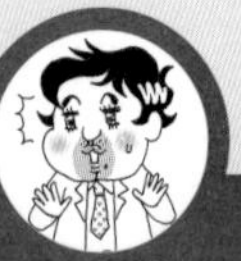

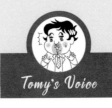

Tomy's Voice

111

自己肯定感

自己肯定感の足りない方へ。
自分の見ている世界というのは、
自分が見ているから
そこにあるのよ。

極端に言えば、
自分と世界だけがあって、プレイヤーは自分。
肯定するも何も、アナタが主役なの。

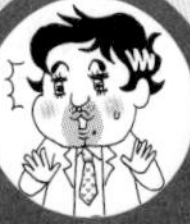

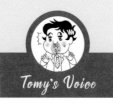

Tomy's Voice

112

調子

メンタルケアの秘訣は、精神的に調子のいいときにあるのよ。

気分が安定しているなと思ったら、今の
・物の感じ方　・考え方　・意欲
などを詳細に感覚として覚えておくの。

そうすると調子の悪いときに、

「ああ、元気なときはこんな考え方できてたじゃん」

って思えるの。

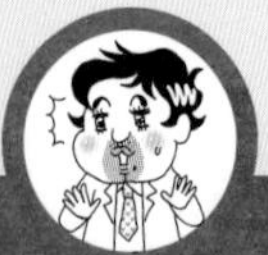

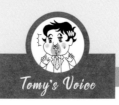

Tomy's Voice

113

任せる

不安の強い方は、「人にお任せするのが苦手」なことが多いわ。

任せる方がいいとわかっていても、
それができない。自分で把握したい。
そして、自分で把握することが無理になると、
不安が爆発してしまうの。
こういう方は、日頃から小さなことを
他人にお任せする練習をしたほうがいいわ。

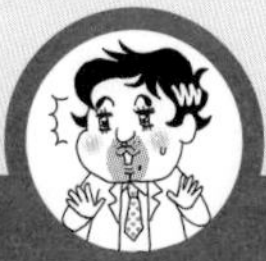

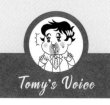

Tomy's Voice

114

辛い

辛い時って、

「辛いことを思い出して辛くなる」

のではなく、

「辛い気分になってるから、
辛いことを思い出す」のよ。

アナタを縛り付けている
嫌な記憶が無かったとしても、
違う記憶が取って代わるだけ。
そんなに一つの記憶に囚われなくてもいいのよ。

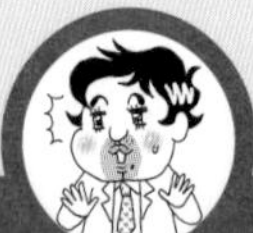

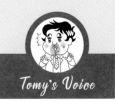

Tomy's Voice

115

勝ち負け

負けず嫌いはいいんだけど、

「どこでも負けたくない」

というのは考え物。

勝つべきところと、負けてでも撤退すべきところ
っていうのがあるから。
つまり、関わるだけで負けってこともあるのよね。
勝ちに拘っているときは、
執着だらけ、感情的、視野が狭くなる
と良いことほとんどないからね。

Tomy's Voice

116

思い切り

人が亡くなると、
一緒に思い出も語れないわ。

生きてるんだから、
友と飲めや、
歌えや、語りあえや。
今のうちに、思い切り。

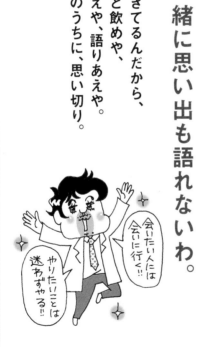

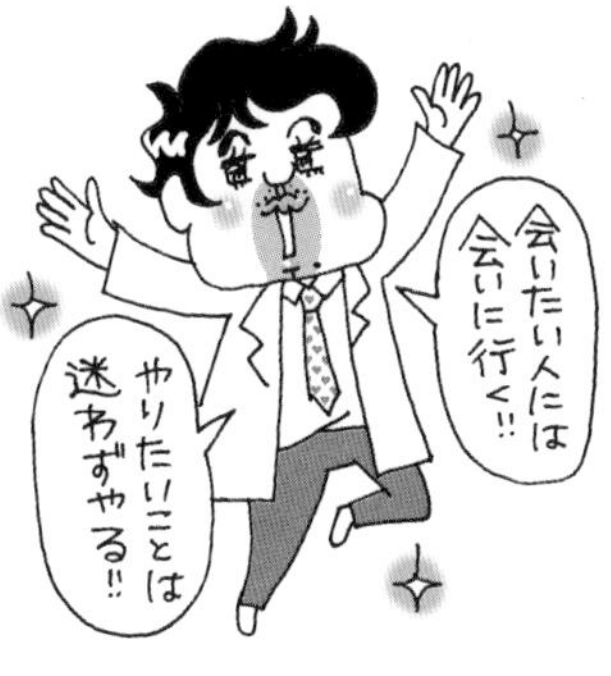
会いたい人には会いに行く!!
やりたいことは迷わずやる!!

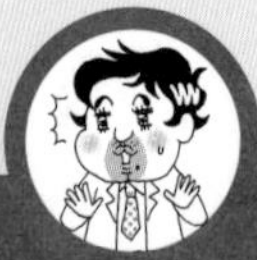

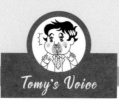

117

色々

アテクシも色々あって
思うことは、

寂しいときに、辛いときに、
嫌なことがあったときに、
味方がいないと感じたときに、
「そんな日もあるよ」と
言ってくれたらだいぶマシになるということ。
だからTwitterでもつぶやいてみる。
そんな日もあるわよ！

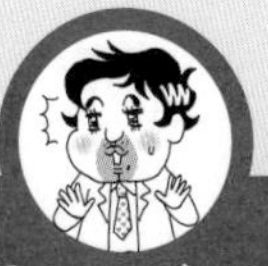

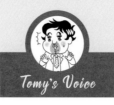

Tomy's Voice

118

スルー

スルースキルのコツは、実は「心狭き人間」になることなのよ。

まず全くストレスにならない人だけ
視界に入れるの。
余裕が出てきたらストレス10％ぐらいの
人も視界に入れて、
もっと余裕が出てきたら20％の人も入れる。
問題が出てきてからスルーする方が難しい。
最初はストレスのない人とだけ。

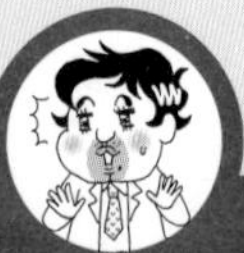

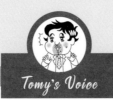

Tomy's Voice

119

感性

感性って老化すると思うのよね。
前は「素敵！」って思えたことでも
だんだん感動しなくなる。

だからこそ、より意識して
感性を磨き続けようとするべきだと思うの。
そのためには新しいことに触れたり、
ちょっと環境を変えたり、新しい人とお話ししたり。
定期的にあえてめんどうなことをしてみる。

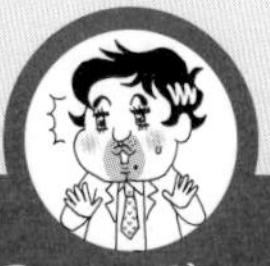

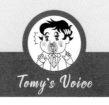

Tomy's Voice

120

善悪

何でも「善い悪い」の価値観で考えなくていいのよ。

例えば誰かとなんとなく上手くいかなかったら、
「どっちが悪かったんだろう」
「何が悪かったんだろう」
なんて考えちゃうような人。
たいていは善いも悪いもなく、
相性が悪かったとか、タイミングが悪かったとか、
なんとなくとかなのよ。

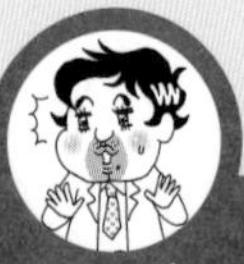

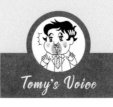

Tomy's Voice

121

好き

人を好きになる方法。

人を好きになるというのは、
一緒にいたいと自然に思うこと。
条件で好きになるわけじゃない。
「肉が好き」っていうのに条件いらないでしょ。
あれと同じ。だから方法なんかないの。
好きになるときは勝手に好きになる。
でも好きな人がいなくても、
それはそれで別にいいわ。

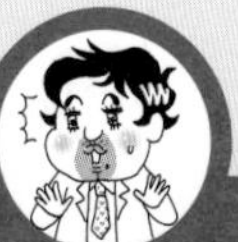

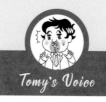

Tomy's Voice

122

自信

オドオドしていると
人は何か言いたくなるわ。

で、実際に何か言われると
当の本人はドキッとしてさらにオドオドする。
そうすると負のスパイラルで
どんどん自信なくすのよ。
多少自信なくても堂々としてると、
同じことやってても評価が上がります。
まずは背筋を伸ばしてハッキリ話すことから。

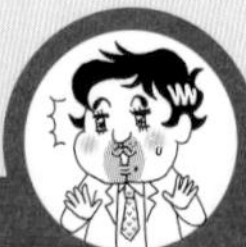

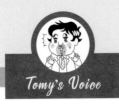

Tomy's Voice

123

ありがとう

自分への見返りは
相手の「ありがとう」の気持ち。

こう考えると期待しすぎず
ストレスはだいぶ減るわ。
「ありがとう」の気持ちすら返ってこない人は、
次から関わらなくていいわよ。
これぐらいの心の狭さは
生きていく為には必要よ！

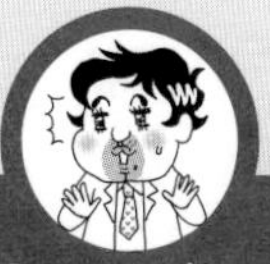

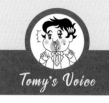

Tomy's Voice

124

心の壁

**心の壁を作ってくる人と
親しくなりたいのなら、
心の壁を壊さないように
対応するのがいいわ。**

相手が嫌がっているのなら、
それを尊重して心の距離をとる。
それが相手への思いやりよ。
安心して触れられる相手だとわかったら
向こうから近づいてくると思うわ。

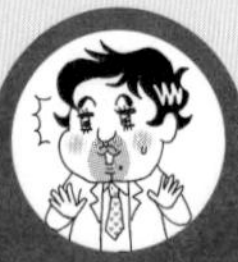

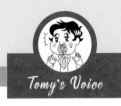

Tomy's Voice

125

喧嘩

**高速の入り口で
無理やり割り込んできた
車があって、
ぶつかりそうになったの。**

クラクション鳴らしたら、
その車が止まって相手が出てきたわ。
アテクシ、腹が立ったので、
逆に車から降りずにじっとしてたの。
相手は何もできず、車に乗って立ち去ったわ。
結論：喧嘩で勝つには相手の土俵に立たない。

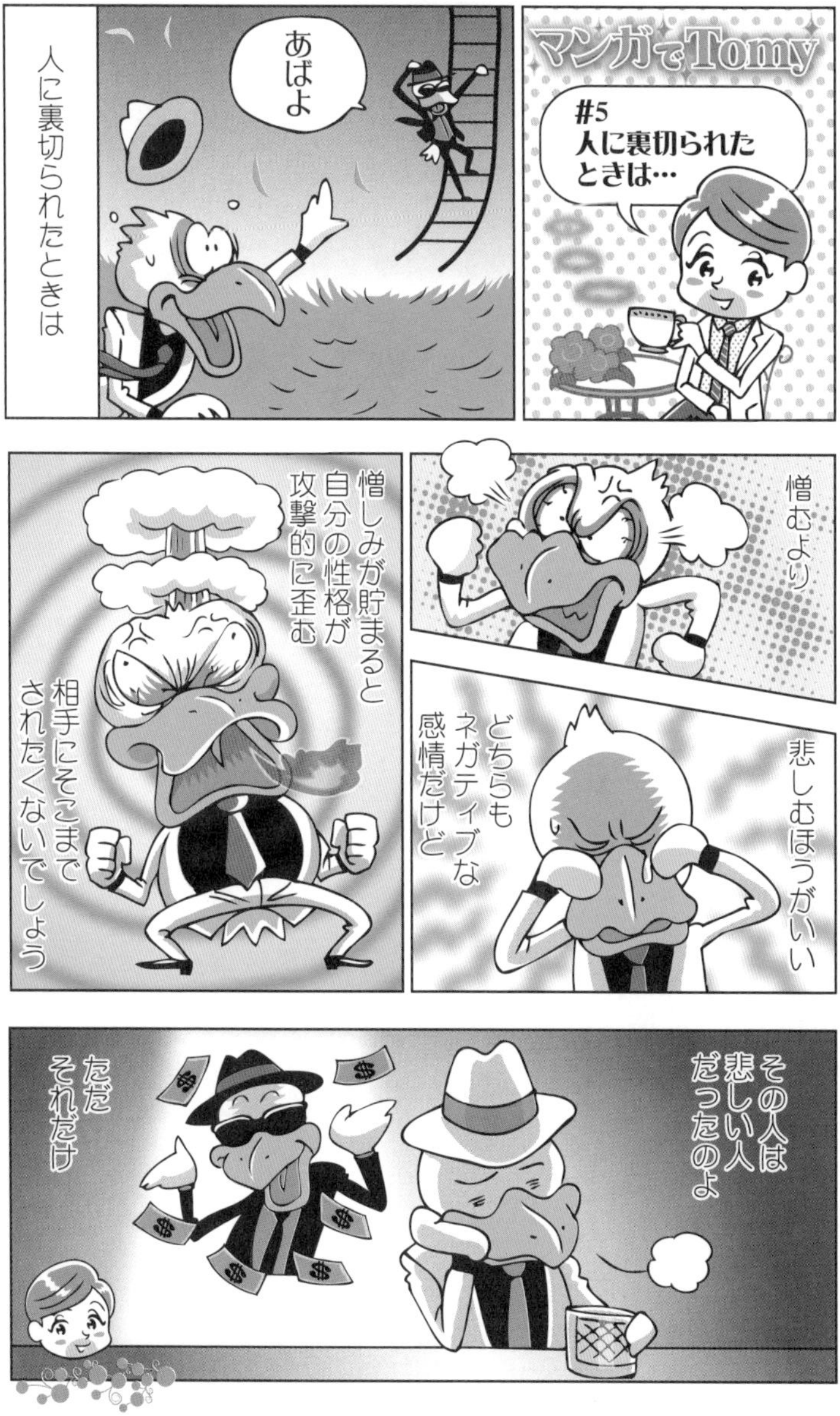
マンガでTomy
#5
人に裏切られたときは…
人に裏切られたときは
あばよ
憎むより
悲しむほうがいい
どちらもネガティブな感情だけど
憎しみが貯まると自分の性格が攻撃的に歪む
相手にそこまでされたくないでしょう
その人は悲しい人だったのよ
ただそれだけ

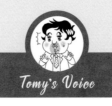

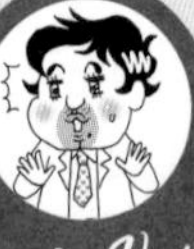

Tomy's Voice

126

旅

何も遠出をしなくても、旅をすることができるわ。

地元の図書館に行く。
新しく見つけた喫茶店でマッタリする。
犬を車に乗せて、初めての公園で散歩させる。
ヨガの体験レッスンをする。
新しい経験や過ごし方は、すぐ近くに落ちているわ。
下手に混雑の中遠出するより楽しいかもよ。

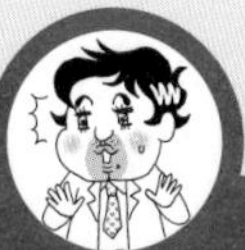

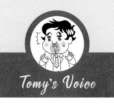

Tomy's Voice

127

心配

心配かけたくないからと、悩みを隠す人がいるわ。

でも、アナタのことを大切に思う人なら
とっくに気がついているはずよ。
「何かがあったはずだわ」と。
もう不安に思っているだろうから、
何がアナタを困らせているのか、
打ち明けてしまいなさい。
相手は力になれることを喜ぶと思うわ。

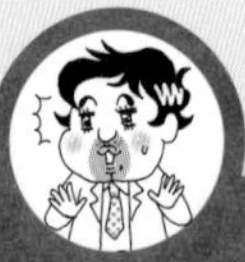

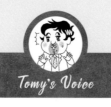

Tomy's Voice

128

人生の目的

誰だって、いつかは
この世からいなくなるわ。
だから、
人生の目的なんてないのよ。

皆、自分のグライダーを操縦しているようなもの。
風に乗り気持ちよく操縦すればいい。
着陸したら、それで終わりだから
どこに向かってもいいのよ。

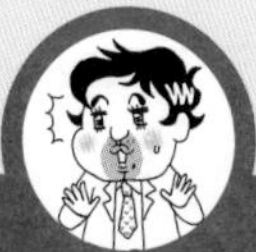

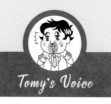

Tomy's Voice

129

毒親

親のことを「毒親」と表現する人に共通点があるわ。

それは親を放っておけないこと。
我が儘なんだから放っておけばいいのに、
言うことを聞いてしまう。
いい子にしかみえないのに、親に毒づかれる。
抜け出す第一歩はあっけらかんと断ることよ。
「母さん、その日はだめなのよ。じゃあね」

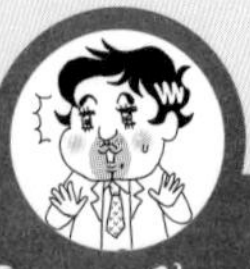

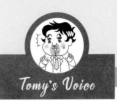

Tomy's Voice

130

機嫌

転んだ時に
「痛い、ツイてない」
と思うこともあるでしょう。

でもね、「これぐらいで済んで良かった」
と思うこともできるのよ。
事実が変わらなくても、自分の機嫌は変えられるの。

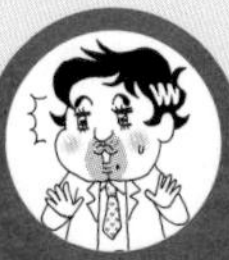

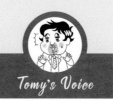

Tomy's Voice

131

類友

日常の幸福度をあげることは
実はわりと簡単で、

側にいて気分の悪い人から離れ、
側にいて気分のいい人の近くにいること なのよ。
まあ、どうしても離れられない人は別だけど、
自由になる部分は意識して変える。
それだけでだいぶ違うわ。
これを繰り返していくと、
良い意味での「類友」になる。

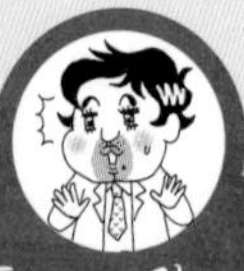

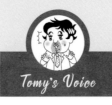

Tomy's Voice

132

悩み

本当に悩むべきことは
実はそんなにないのよ。

全然悩んでない人でも
ちゃんと生きていけるでしょ。
悩むことより、悩みを作らないことに
意識を向けた方がいいわ。
答えの出ないもの、
出さなくていいものは考えなくていいのよ。

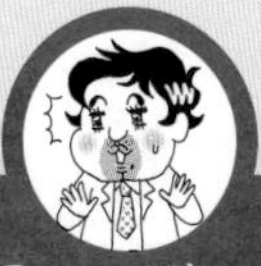

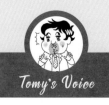

Tomy's Voice

133

嫌われる

誰かに嫌われるのは、
「誰かにとって意味がある」から。

それ以上でもそれ以下でもなく、
アナタの存在や言動に意味があるから嫌われている。
何かの条件で好かれることに
変わるかもしれないのよ。
だから嫌われたら、
「自分は相手にとって意味があるんだ」
とだけ思えばいいのよ。

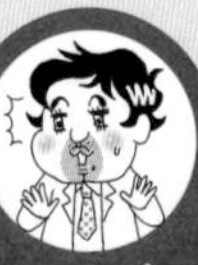

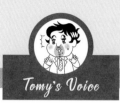

Tomy's Voice

134

空気

「空気を読む力」より
「空気を読まない力」の方が
大事なんじゃないかと思うアテクシ。

察してもらうことに期待せず、
意見は口に出すほうが誤解がなくていい。
「察してほしかった」なんて
いくらでも後出しじゃんけんできるしね。
相手を攻撃する言葉でなければ
意見ははっきり言ったほうがいいわ。

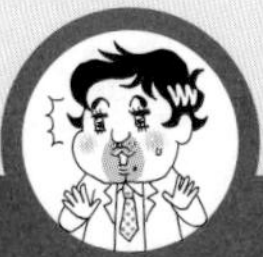

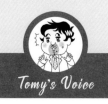

Tomy's Voice

135

モヤモヤ

**人に話すと楽になれるのは、
不安や悩みの全体像を
掴めるようになるからなのね。**

言葉にすることで、モヤモヤしているものの輪郭が
はっきりするから楽になる。
だからすぐに話せる相手がいなかったら、
悩みをノートに書くというのもいい方法なのよ。

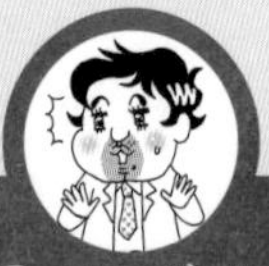

Tomy's Voice

136

No

頭の中でNoと結論が出ちゃってるものは、早めに言っちゃったほうがいいのよ。

どうせ結論変わんないんだから。
「言いにくい」「タイミングが良くない」とか思って
遅らせるとどんどん言いにくくなります。
何もしなくても事態って
進行しちゃうから早い方がいい。

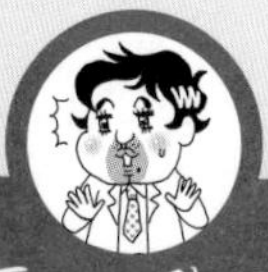

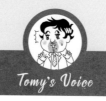

Tomy's Voice

137

悪口

仲の悪い人に
嫌なことを言われたって？

いやいや、仲が悪いんだから
悪く言われるのが通常モードでしょ。
気にしない、気にしない。
仲の悪い人に誉められた方がよっぽど怖い。

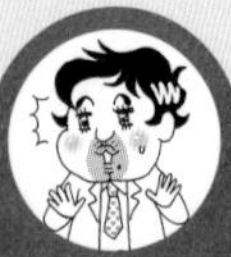

Tomy's Voice

138

待たない

待たないことはとっても大切。
これをマスターすると、
世の中のストレスが半減するわ。

例：ディズニーランドの行列を待つ
⬇並びながら友達とおしゃべりして楽しむ
次の飛行機を待つ⬇空港で遊ぶ
彼と会える日を待つ⬇一人で気ままに過ごす
マスターできると
時間のデッドスペースが減るのよ。

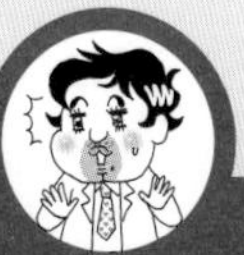

Tomy's Voice

139

解決

解決しない問題ってあるわよね。
でも解決しないなら、
そのまま
置いておけばいいと思う。

「解決できない」と思うと苦しいけど、
解決しないのならちょっと余裕がもてるわ。
全部置いておきなさい。ぽんぽんぽんぽんっと。

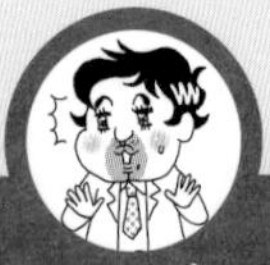

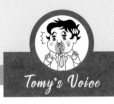

Tomy's Voice

140

食事

人との食事は大切になさいね。

できればスマホなんか見ないで、
世間話でもしながら
「美味しいね」って言いましょうね。
その人との食事が、
いつできなくなるかわからないのだから。

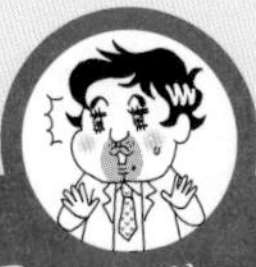

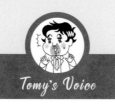

Tomy's Voice

141

無理解

びっくりするぐらい
無理解な人に出会うと、
悲しい気分になるわよね。

そんなときは、
「『こんなに無理解な人もいる』ということを
自分が理解できた」と
考えて折り合いをつけていきましょう。
話の分かる人だらけじゃないから・・・。

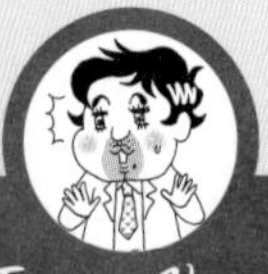

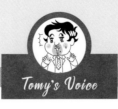

Tomy's Voice

142

やさしさ

慢性的に渋滞して、
ピリピリした街にいると
道を譲る余裕が出てこない。

でも、道がすいていて住みやすい街にいると、
気持ちよく道を譲れる。
道に限らず、人に優しくできる
余裕を持てるぐらいの
環境に身を置くことって大切よ。
人に優しくできないときは、
ストレスを溜めすぎてるわ。

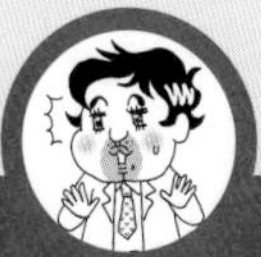

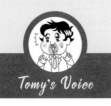

Tomy's Voice

143

答え

**議論は答えを探している者
同士で行うものなのよ。**

答えを変える気のない者同士が
話し合っても時間の無駄。
相手がそんな人だと思ったら、
「あなたが正しい」というフリをしてでも
そっと立ち去ったほうがいいわ。

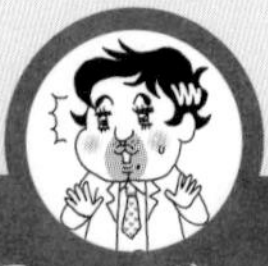

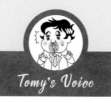

Tomy's Voice

144

人生

もっと美味しいもの食べて、
もっと仕事して、
もっと勉強して、
もっと遊んで、もっと旅して。

人生は素晴らしいことなのよ。
喜怒哀楽、悩む姿ですら、美しいわ。

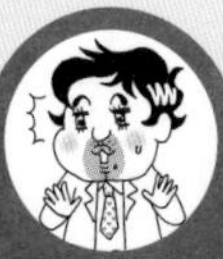

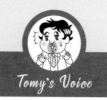

Tomy's Voice

145

悩み

仕事の悩みは、
職場に置いて帰りましょ？

家で悩んでも何もできないし、悩むだけ損よ。
家では極力リフレッシュして、
明日職場についてから
悩みの続きをしたらいいわよ。

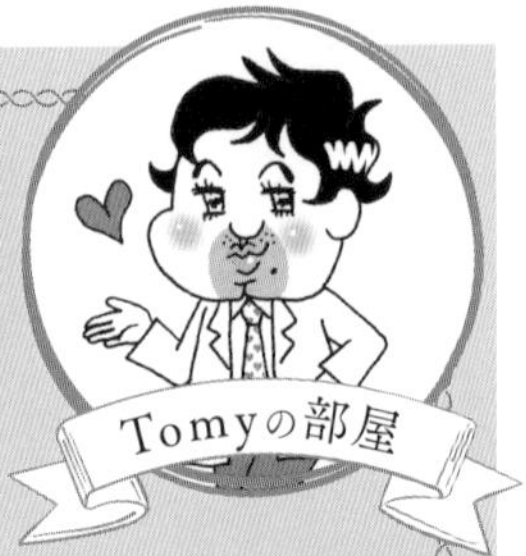

相談

「人を信用できません。親や、兄弟、友人、上司、様々な場面で人が人を裏切るのを見てきました。いつ自分が同じ目に遭うのかと思い、誰も信用できなくなっています。どうしたらいいんでしょう?」(23歳、男性)

裏切り上等で他人の中に飛び込んでいきましょ!

「裏切る」というのは、「裏切られた」と思った人間からの視点に過ぎないのよね。いろんな方向から考えれば、裏切りとは単純に言えない場合がほとんどよ。なので、裏切られたと思う前に、「なぜこんな事態になったのか」をちゃんと検証する癖をつけたほうがいいの。

決して相手を正当化するわけじゃないのよ。「裏切りだ」と思ったらそこで思考停止しちゃうから、ちゃんと検証するだけ。

たとえば上司が次のポストを約束していても、思うような働きぶりじゃなかったら、反故にされるわよね。それを「裏切り」と思うこともできるけど、当たり前のことだともいえる。そもそも、裏切ったたって人に恨まれるだけでメリットないから、ほとんどは事情があるのよ。

相手の立場で考えれば、「裏切り」というのはお互いの望む結果が違っただけだってわかる。ちゃんと過程があるのよ。アナタが誠実に、相手とコミュニケーションとっていればそうそうそんな目に遭わないわ。

たまにそういう目に遭うこともゼロじゃないけど、素敵な出会いの可能性を捨てるほどの価値はないわ。裏切り上等で、他人の中に飛び込んでいきましょ！

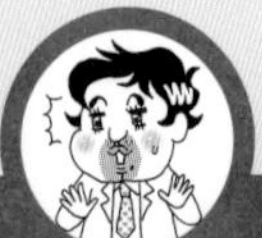

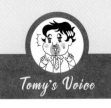

Tomy's Voice

146

関係

大切な人に嫌われたら、関わるのを止めましょう。

無理に接触したら余計嫌われてしまうから。
相手の気持ちを考えたら、
向こうからアクションがあるまで動かない方が賢明。
ただ、「いつか連絡がある」と期待しちゃダメ。
待ってると辛いし、
余計なアクションをしてしまうわ。
過去の関係と考えて。

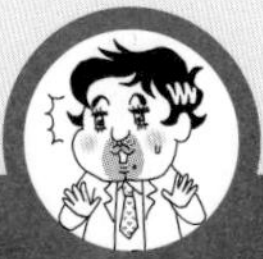

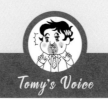

Tomy's Voice

147

疎遠

大したことないのに、
誤解されて
疎遠になる人っているわよね。

でもそんなことで疎遠になるのは、
そもそもそれだけの人。
ちゃんとした関係なら、向こうから思い直したり、
そのまま忘れたりして連絡は復活するわ。
あれこれ考えすぎず、ここは受け身でいいわよ。
聞かれたら答えるぐらいで。

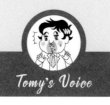

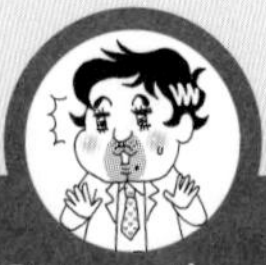

Tomy's Voice

148

喧嘩

喧嘩がないということは、
一見いいことに見えるわ。

でも忘れちゃいけない。
どちらかが何もいわずに我慢してるだけかも。
仲良くいるために、敢えて喧嘩したっていいのよ。

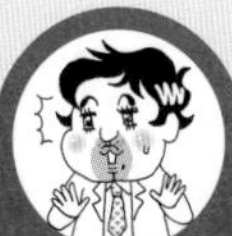

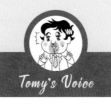

Tomy's Voice

149

—話

新しい人と
知り合いたての頃って
「話盛り上げなくちゃ」って
思いがち。

でも、ずっと話続いてもお互い疲れちゃうし、
自然でいいですからね。
無口でも一緒にいて楽しい人もいるし、
話が上手くても好きになれない人もいる。
結局人間って相性だから、
なるようにしかならないわよ。

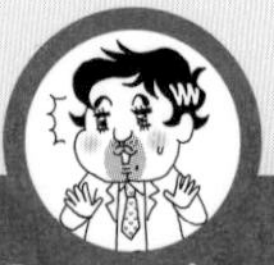

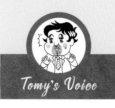

Tomy's Voice

150

呪縛

人は好かれた瞬間に
呪縛が始まると思うのよ。
つまり「嫌われたらどうしよう」と。

その瞬間から行動に媚びが入ってしまって
無理をすることになり、
いずれは関係性が壊れてしまうの。
呪縛から逃れる方法は、
最初から「好かれるも嫌われるも、
相手さん次第ですので」と切り離しておく。

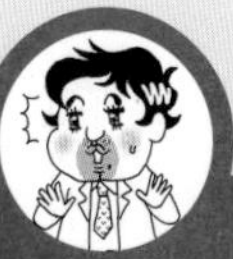

Tomy's Voice

151

手放す

楽に生きるということは、死ぬ準備をしているようなものでね、

執着だらけ、欲望だらけというのは
ある意味最も生き生きとしているわ。
手放すことを突き詰めると、
生きている実感が減ってしまうかもしれない。
手放すの極意は、手放すことすら手放す。
苦楽すら取り込んで、あるがままに生きる。

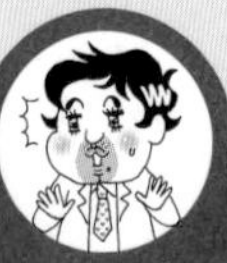

Tomy's Voice

152

馬鹿にする

他人を馬鹿にしていると、
いつか自分も誰かに
馬鹿にされるわ。

本来相手にできない人は、
関わらないようにするか、
意識を外すのが健全なのよ。
関わりながらも馬鹿にするのは、
自分の中に問題がある。

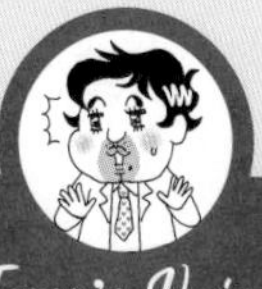

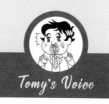

Tomy's Voice

153

信用

アテクシが嫌な思いをして
落ち込んでいるときに、
教えてもらった事があるわ。

「人は80％ぐらい信用するのがいいんですよ」
どんなに素晴らしい人でも80％信じられれば
それは最高レベルなの。
あとの20％は自分だけを信じる。

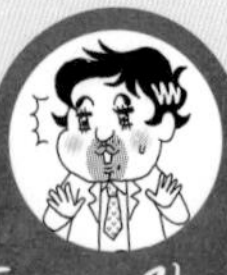

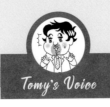

Tomy's Voice

154

誤解

人は誤解する生き物よ。

「誤解されてもいいや」

ぐらいに思ってた方がいいわ。

誤解されると、何を言っても
「言い訳してる」としか思われないから、
聞かれたら答えるぐらいでいい。
大切なのは自分のペースを崩さないこと。
いつかは誤解は解ける。
解けなければ、その程度の思慮の人だったのよね。

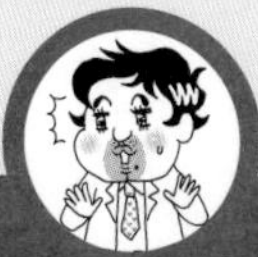

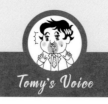

Tomy's Voice

155

笑顔

人を選ぶ目に自信がなかったら、
いい笑顔をする人を
選べばいいわ。

少なくとも笑顔を見ていれば癒される。
後は素朴な人。

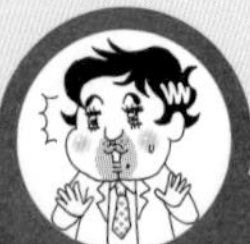

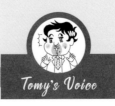

Tomy's Voice

156

忘れる

**人間の忘れる力は
なかなかのものなのよ。**

今まであった辛いことも、
過ぎれば忘れて生きていける。
だからきっと今回もなんとかなるわよ。
忘れられないこともあるだろうけれど、
それ以上に忘れてることもいっぱいある。
ただ忘れてるから意識に上らないだけ。

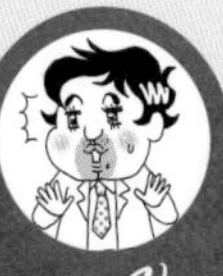

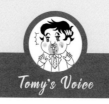

Tomy's Voice

157

悩み

人は悩むと、
世界の見え方が変わるわ。

問いかけをするし、何かを変えようとするし、
解決を求めて調べようとする。
今まで見えてなかったものを見ようとする。
言い方を変えれば、悩みは人生を豊かにするの。

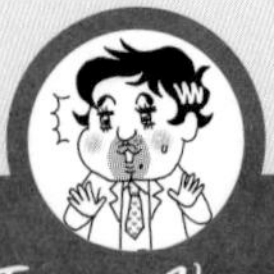

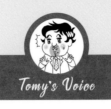

Tomy's Voice

158

運

運は最初から当てにすると無くなるのよ。

「やれるだけのことをやって、
もう後は運にお任せするしかない」
って人が運を味方につけられる。
「運がいいから、これぐらいでなんとかなるだろう」
ってあまえちゃダメよ。運にも心がある。
がんばった人、誰かの役に立ちたい人の
応援をしたいのよ。

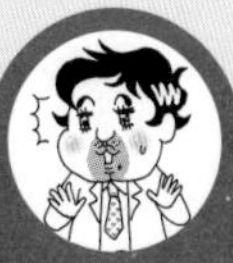

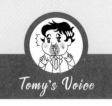

Tomy's Voice

159

後悔

後悔してもいいと思うし、
後悔だらけでもいいと思うの。

人生よく考えているから後悔もするわけで、
アナタが生きることを
大切にしている証拠でもあるし。
もちろん後悔しないのもアリなのよ。

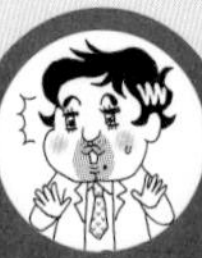

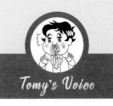

Tomy's Voice

160

優しさ

傷つきやすいアナタは、
心優しい人でもあるのよ。

そんなアナタが強くなる方法は
優しさを誰かに向けること。
大切な誰かのために強くなること。

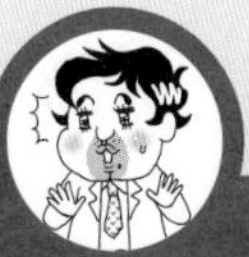

Tomy's Voice

161

感情

精神科医の多くは感情の動きを「現象」って捉えてるわ。

そうすると客観的になれるし、解決策も見えてくる。
例えば相手が自分に怒っていても、
「うわあ、どうしよう」ではなくて、
「なぜ相手は怒りという感情を見せてくるのかな」
と考えるのよね。
この視点はストレスの軽減にもなるわ。

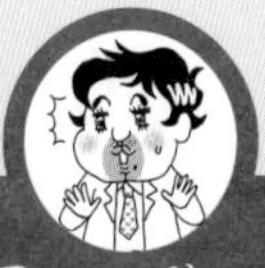

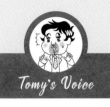

Tomy's Voice

162

思い込み

思い込みが強い人への対応。

思い込みを正すのは大変だし、
下手すりゃ自分が敵になるので、

「本人にとっては真実なのね」

というスタンスで接するのがいいわ。

肯定せず、否定もせず。

「そう思っているのなら辛いわね。怒れてくるわね」

と共感する。

これは妄想への対応方法の応用でもあるわ。

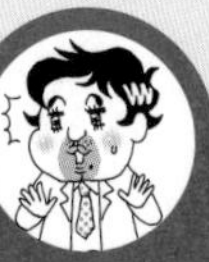

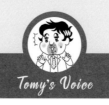

Tomy's Voice

163

小さなこと

ある点で
「なんだかな」と思う人がいたら、
他にも微妙な点が
隠れていることが多いわ。

だから小さなことでも引っかかったら、
「小さなことだから」と流さないで
軽く記憶に留めておくといい。
小さなことも沢山集まると
わりとシャレにならないからね。

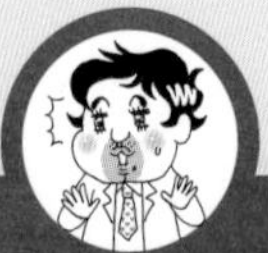

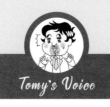

Tomy's Voice

164

悪口

やってもいないことで
自分のことを悪く言う人が
いたとしても、
そっとしておけばいいのよ。

ちゃんとした人は真に受けないし、
それを聞いて騒ぐ人はちゃんとしてない人だから。
泣くことも、怒ることも、媚びることもなく、
「しょうもない人ねえ」と思っていればいいわよ。

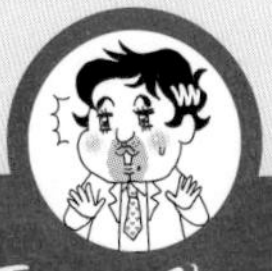

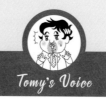

Tomy's Voice

165

好き

スランプには陥るもの。
才能はいずれ枯れるもの。

強く願えば願うほど上手くいかないこともあるわ。
願いがいつの間にか執着になってるから。
好きだからやる。やりたいからやる。
上手く行かないときは、ここに戻りましょ。

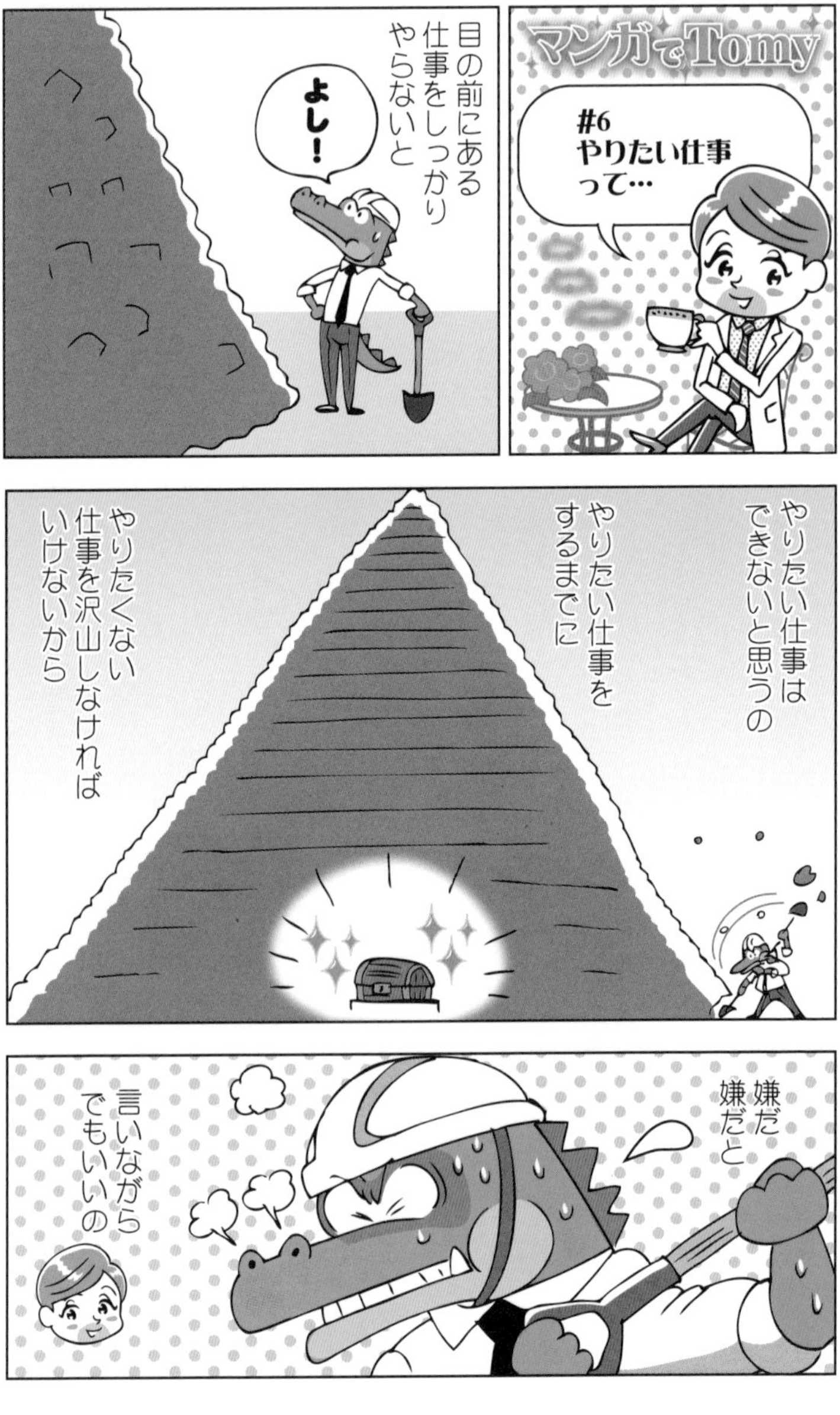
マンガでTomy
#6
やりたい仕事
って…
目の前にある
仕事をしっかり
やらないと
よし!
やりたい仕事は
できないと思うの
やりたい仕事を
するまでに
やりたくない
仕事を沢山しなければ
いけないから
嫌だ
嫌だと
言いながら
でもいいの

Chapter 4

強くなる方法はね、こだわりを減らすことよ

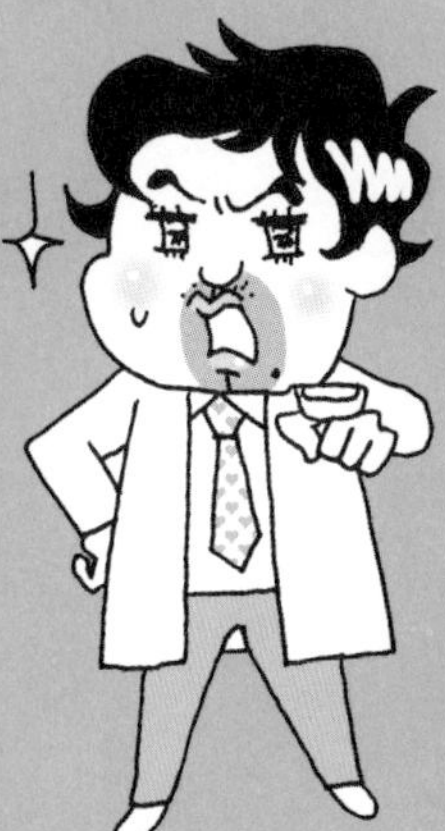

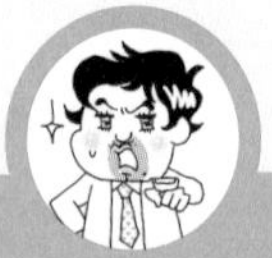

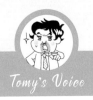

Tomy's Voice

166

嫌われる

意外と人間は嫌われません。

嫌われまくっている人でも、
人としての成長がみられると
応援したくなるでしょ。
言動が変われば好かれるようになる。
本人に「嫌われ者」の
烙印が押されるわけじゃないのよ。

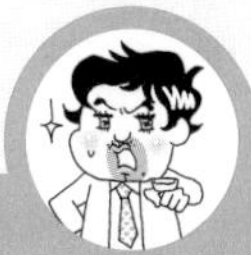

Tomy's Voice

167

思う存分

自分で自分を甘やかしても
誰にも迷惑かからないし、
自分で自分の機嫌とっても
誰にも迷惑かからないわ。

だから思う存分やればいいのよ。

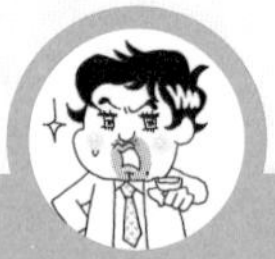

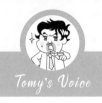

Tomy's Voice

168

こだわり

強くなる方法はね、
こだわりを減らすことよ。

あれもこれも捨てられない人は
弱点を沢山もってるようなものよ。
どうしても譲れないものだけを支えにすればいい。
余計な飾りはいらない。
シンプルな構造の物ほど強度は高い。
心も同じなの。

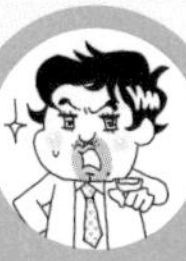

Tomy's Voice

169

真実

全ての真実を
知る術はないのよ。

だから学問以外追いかけすぎてはいけないの。
きりがないし、そこに何かがあるとは限らない。
わけのわからないものは、わけがわからない
というのが実態かもしれないし。
特に人の心はね。

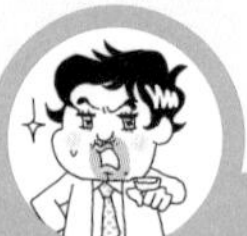

Tomy's Voice

170

シンプル

疲れたときは、
動物園や植物園、水族館などに
いくことをお勧めするわ。

他の生き物を見ていると、
「生きる」ってことのシンプルさが見えてくる。
シンプルでも生き生きとやっていけるのよ。
むしろ、シンプルなほうがいいかも。
アテクシたちは生きることを
複雑にし過ぎてるのね。

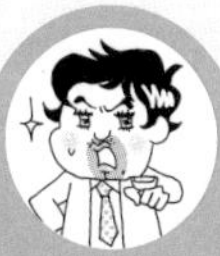

Tomy's Voice

171

時間

何をやっても感情が落ち着かないとき、最後は時間が癒してくれるわ。

でも、ご心配なく。
この助っ人は半端なく強力だから、
安心してお任せしていいわよ。

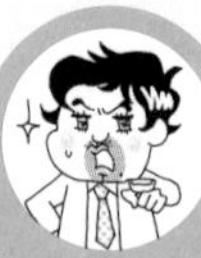

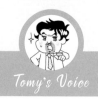

Tomy's Voice

172

許す

大切な人を失ったら
とことん荒れなさい。

とことん感情を乱しなさい、
とことん嫌な気分になりなさい。
凄く嫌な自分になってもいいのよ。
でもそんな自分を許してあげなさい。
最後は戻ってこられるから。

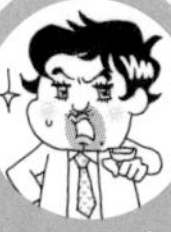

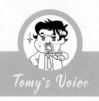

Tomy's Voice

173

付き合い

「この人と釣り合うのかどうか」
なんて考えてる時点で、
楽しくお付き合いできないわよ。

一緒にいて楽しい。それだけで十分。
第三者的な視点は、
プライベートの交際には要らないわ。

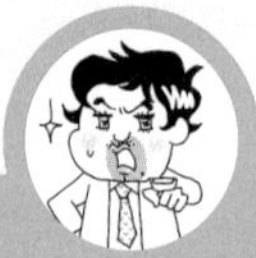

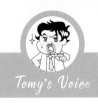

Tomy's Voice

174

失敗

「失敗したらどうしよう」と思っているうちは、チャレンジしないほうがいいわ。

「失敗してもしょうがないか」
と思えるときがいい。
とはいえ、なかなかそうは思えないわよね。
特に若いと。失敗しても何とかなるのよ。
年取ると場数踏むからそれがわかってくるの。
失敗など恐るるに足りぬわよ！

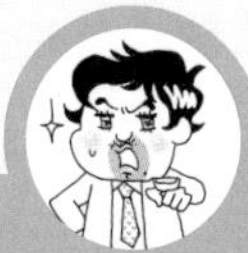

Tomy's Voice

175

意識

不愉快な人のことを考えても、何もいいことがないわ。

ステキな人のことだけ考えるよう意識しましょう。

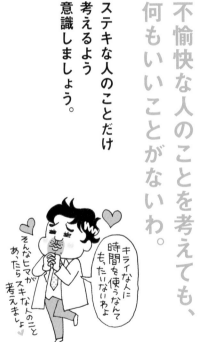

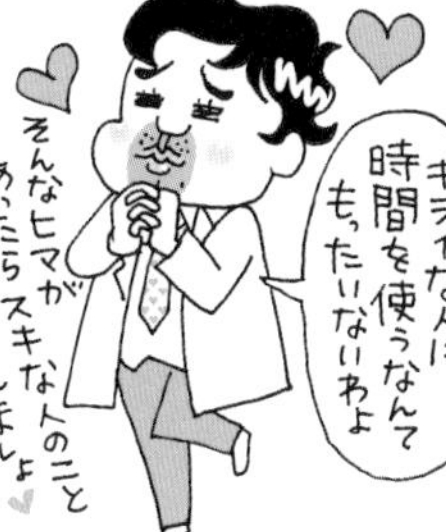
キライな人に時間を使うなんてもったいないわよ
そんなヒマがあったらスキな人のこと考えましょ♥

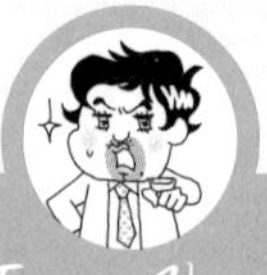

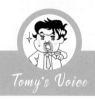

Tomy's Voice

176

優しさ

優しくされたいと思うのなら、
アナタはその大切さを
知っているはず。

その分だけ、いやそれ以上に
必要としている人に優しくしましょう。
優しさと愛は消費すればするだけ
逆に増えていくものだから。

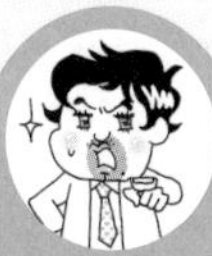

Tomy's Voice

177

やりたいこと

一番答えが見つかりにくいのは、
「どうしたら
やりたいことが見つかるのか」
という問い。

これが問題になる人は、
小さい頃から自分の意見を
否定されていた人に多いのね。
どうせ否定されるから「やりたいものを無くす」
という形で適応してきたんだと思うのよ。

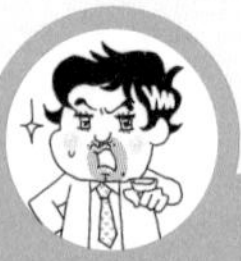

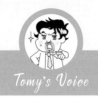

Tomy's Voice

178

クヨクヨ

何度考えても、
同じところを堂々巡りして
気持ちが先に
進まないこともあるわ。

それはそれでいいのよ。
大海原に繰り出す回遊魚のように生きてもいいし、
地魚のように同じ岩場をぐるぐると生きてもいい。
気持ちが先に行かないのなら、
それがアナタの気持ちなのよ。
思う存分クヨクヨしましょ。

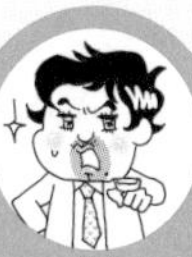

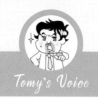

Tomy's Voice

179

借り物

今ある自分にまつわるものは、
全部借り物なの。

自分の立場も、お金も、物も
全部最後はお返ししなきゃいけない。
それどころか、今の時代に生きていることも、
人間であることも、
地球上にいることすら全部お返し。
細かいことに執着しても仕方ないわ。
今どう生きるか、大切なのはそれだけなの。

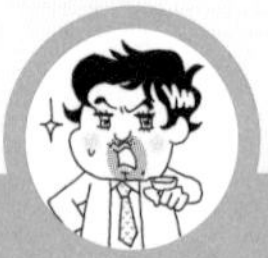

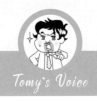

Tomy's Voice

180

非礼

長い付き合いのある相手でも、
非礼を許す必要はないわ。

ちゃんと注意すべきだし、
理解されないなら縁を切ることも必要。
もちろん、アナタにとってもショックだけど、
これ以上アナタはストレスを抱えなくてもいい。
それにショックで相手が変わるかもしれない
（期待はしない）。
これで良いのよ。

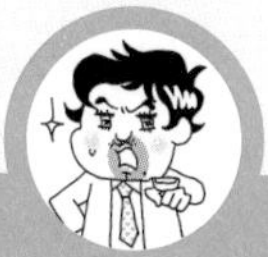

Tomy's Voice

181

反動

感情の波というのは、
ゴムを一本張ったような
ものなのよ。

大きく上にはじけば、
反動で下にも大きく振れる。
つまり元気なときに動きすぎると、
後で必ず落ちてしまう。
元気のあるとき、テンションの高いときに
やりたいことの半分程度にしておくことが大切よ。

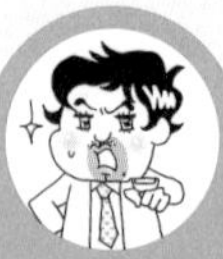

Tomy's Voice

182

理由

生きる理由が
失われようとしたとき、
どうすればいいか。

理由なんかなくても生きればいいのよ。
アテクシは同じようなことが起きたときに、
でも生きたい、失われたからこそ生きたい
って心が言ってた。
その後大変だったけど、
過去に囚われるときもあるけど、
アテクシは自分の人生が好きだ。

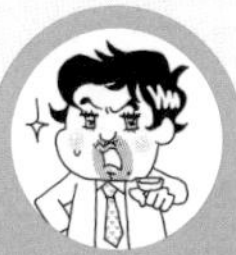

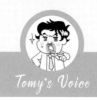

Tomy's Voice

183

雑草

いろいろ比較して辛いときは、
道端の雑草を見るといいわ。

彼は、沢山の陽の光を浴びながら、
ただただ一生懸命生きようとしている。
別に誰かと競うわけでもなく、
世界の中でせいいっぱい生きるだけなのよね。
それが生きる本質なのよ。
他人がどうであれ、
アナタがどう生きるかには関係がないの。

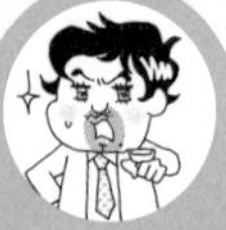

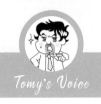

Tomy's Voice

184

不満

不満っていうのはね、
生き方のスタンスなのよ。

問題なんていくらでも見つけられるから、
スタンスが変わらない限り不満は消えない。
だから不満そのものを
解消しようとしても上手く行かないの。
「楽しめるものを楽しもう」とするのが一番なの。

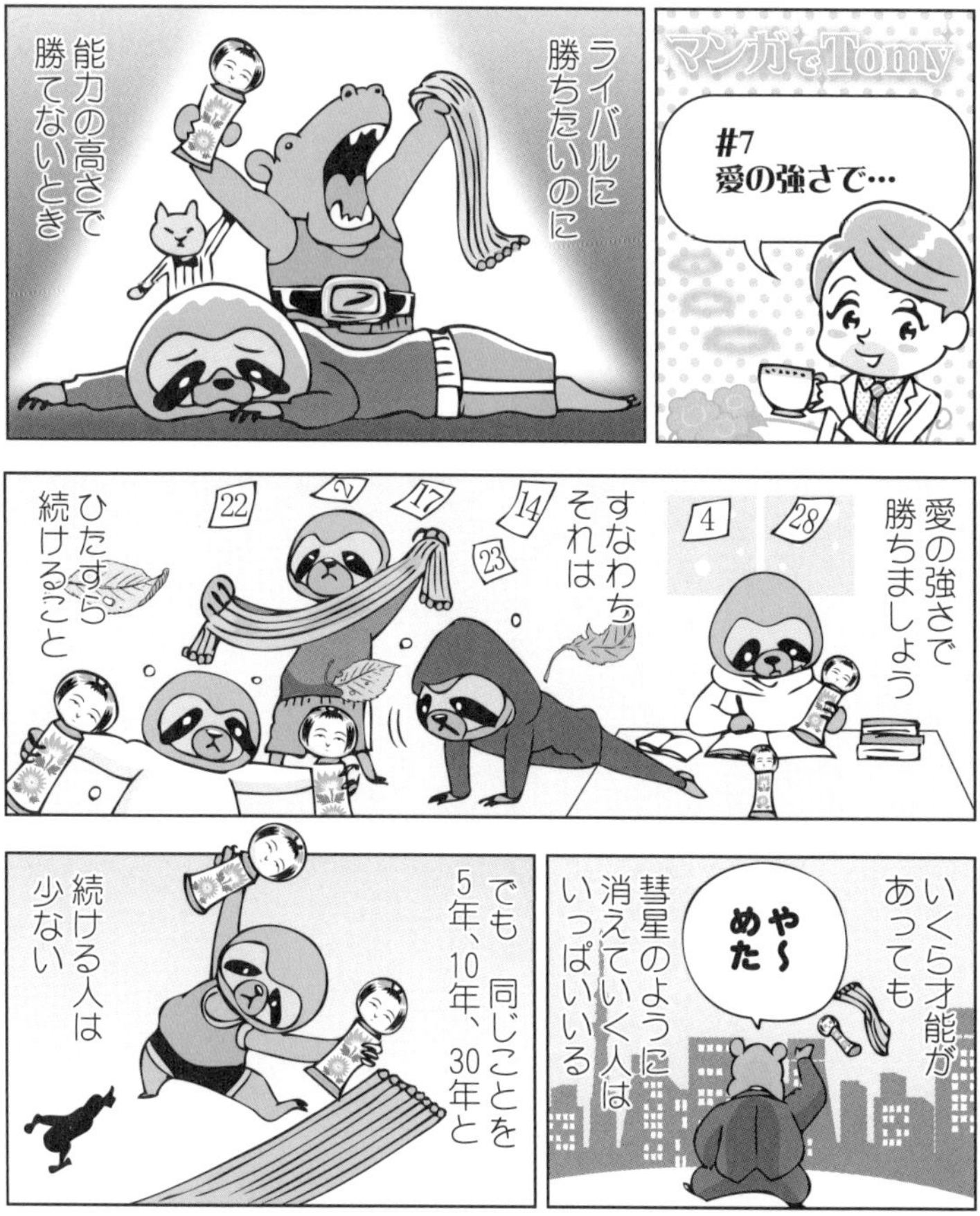

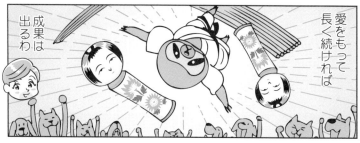

マンガでTomy
#7
愛の強さで…
ライバルに勝ちたいのに
能力の高さで勝てないとき
愛の強さで勝ちましょう
すなわちそれは
ひたすら続けること
いくら才能があっても
や〜めた
彗星のように消えていく人はいっぱいいる
でも 同じことを5年、10年、30年と
続ける人は少ない
愛をもって長く続ければ
成果は出るわ

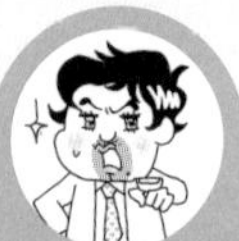

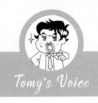

Tomy's Voice

185

苦しい道

苦しい道に行けば、
成長できるとは限らないわ。

より苦しい道を選んだほうがいいと思って、
単純に疲弊する人がいる。
わざわざそんなことしなくても、
人生には試練の時というのがやってくる。
そのときの為に体力温存したほうがいいと思うから、
普段は楽に生きてていいわよ。

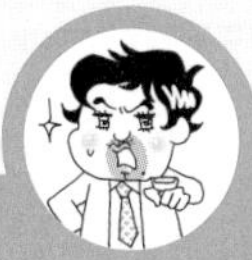

Tomy's Voice

186

集中

大人になって
悩みが増えていくのは、
目の前のことに
集中しなくなるからなのよ。

何かやってても、
うっかりするとよそ事を考えちゃうでしょ。
これが良からぬことに思い至ると悩みになる。
目の前の景色とか、食事とか、おしゃべりとか、
子供みたいに集中すると楽になるわよ。

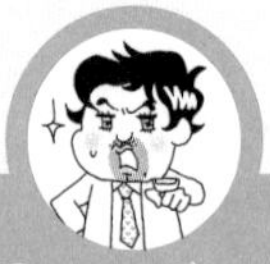

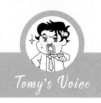

Tomy's Voice

187

寂しさ

年をとると
寂しいことが増えてくるわ。

でもね、それは単純に経験が増えるせい。
寂しいことと同じぐらい、
楽しいことや嬉しいことも増えてるはずよ。
だけどいいことって
意識してないと忘れちゃうのよね。
それだけのこと。

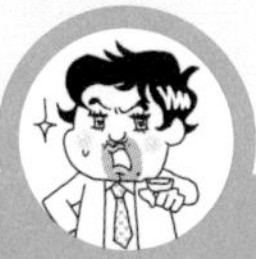

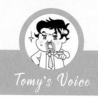

Tomy's Voice

188

いつも

今日チェーン店の喫茶店で、
店員さんに
「いつもありがとうございます」
と言われたの。

馴染みの店員というわけでもなく、
たまにいく程度の喫茶店。
「いつも」がつくだけでとても気持ちがいい。
一言の力は大きいわ。特に人の絆に関わる言葉は。
お金もかからず、大して労力も使わず、平和を作る。

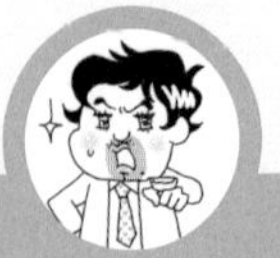

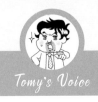

Tomy's Voice

189

我慢

我慢する力とは、
「我慢しないで済む
思考を身につける力」
「我慢しないで済む
環境を作る力」なの。

つまり我慢しないことが我慢する力なのよ。
我慢していると思ったら、続けられないから。
やり方はまた考えるわ！
これが生きる理由よ。

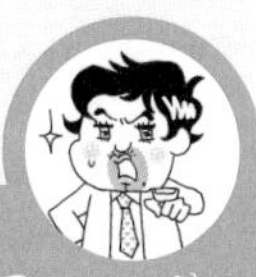

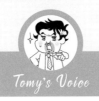

Tomy's Voice

190

考えすぎ

生きてるって
もともとおかしなことよ。
生まれる前も
死んだ後もわからない。

でも今は生きている。
自分の体の箱の中に自分の意識がある。
深く考えれば考えるほど、おかしなこと。
でも、考えすぎた人って大体大変な目にあってるし
きっと、考えすぎるなってことよ！

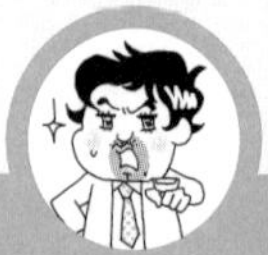

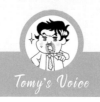

Tomy's Voice

191

宣戦布告

聞こえよがしに悪口をいう人への宣戦布告方法。

「はっきり本人の前でものを言える人って素敵よね」
と聞こえよがしに言う。
これはたしなみとして
バトルできる余裕のある方限定の方法よ。
そのつもりがなければ、放置。
陰口はいらないわ。
直接言われない言葉は大嫌いなの。（椎名林檎風に）

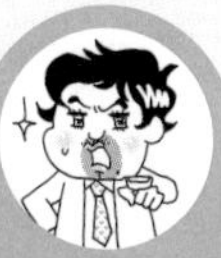

Tomy's Voice

192

友達

友達は少なくてもいいし、
いなくてもいいわ。
友達に何でも話せなくていいわ。

友達をどう作るかはアナタの自由で、
居心地よく生きられるのならそれでいい。

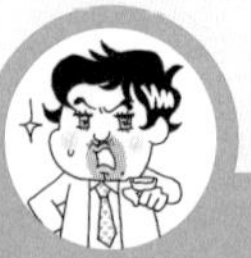

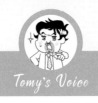

Tomy's Voice

193

自然体

最近誰かに良く思われたい気持ちが減ってきたのよね。

余計な心配することなく
地のキャラ出せるようになったら、
逆に他人とうまく行きやすくなった気がする。
地を出して嫌われるならもともと相性悪いのよ。
好かれたいなら
「嫌われても気にしない」と思う方がいいのよ。
でも思いやりは必要よ。

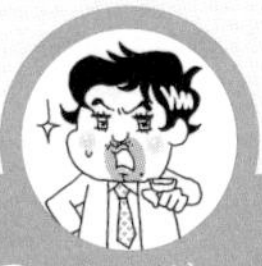

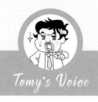

Tomy's Voice

194

苦労

苦労した人って、
大体苦痛に満ちた顔じゃなくて、
いい顔をしているわ。

すぐに答えの出ない、
あるいは答えのない問題を
抱え続けているはずなのに。
そういう人をみると、人間はつらい環境でも
プラスに変えていく力があるのだと
アテクシは勇気づけられる。

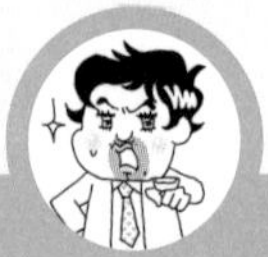

Tomy's Voice

195

溺れる

なぜ弱っているときこそ、
夢中になっちゃいけないか
というと、
我を忘れて溺れるから。

気がついたら
自分で考えられなくなってしまうこともあるのよ。
それが本当に怖いの。

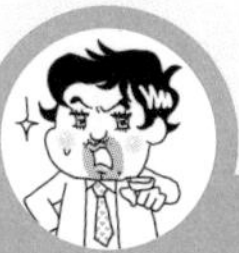

Tomy's Voice

196

唯一

誰でも唯一の存在なの。

自分では気づいてなくても、
アナタも誰かにとってかけがえのない存在。
そりゃ面と向かって
そんな小恥ずかしいこと言わないわよ。
でもどこかで誰かが
「アナタじゃなきゃ」って思ってる。
人間ってそういう存在なのよ。
ロボットじゃない。

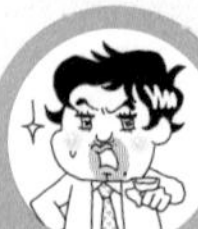

Tomy's Voice

197

選択

**何がやりたいのか
わからないときは、
よりストレスのない
選択肢でいいわよ。**

人生はロングラン。
ダッシュをするのは明白に必要があるときでいい。
無駄に息切れしないことが大事よ。

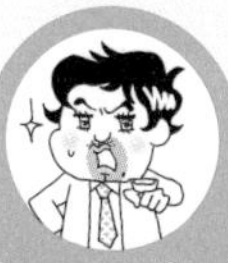

Tomy's Voice

198

楽しむ

**今自分の
やっていること自体を楽しむ。
人生を豊かにするコツは
ここにあるの。**

今やっていることを「手段」にしちゃダメ。
手段は味気なくて退屈なものだから。
旅ならば移動するところから旅。
目的地への手段にすると、ちゃんと着くか、
どうやって時間をつぶすかばかり考えて
何も楽しめない。

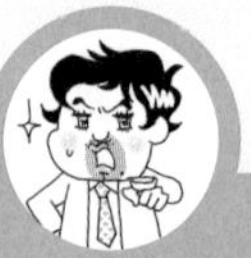

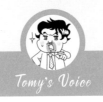

Tomy's Voice

199

翻弄

目の前の人に翻弄される方へ。

あなたには沢山の友人や知り合いがいて、
目の前の人だけではありません。
それどころか目の前の人が今後
自分の人生に関わってくるかどうかもわかりません。
むやみに振り回されなくてもいいのよ。

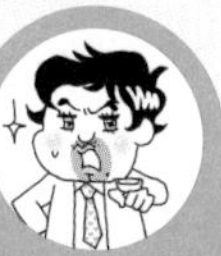

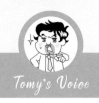

Tomy's Voice

200

なるようになる

**どんなに順風満帆に
人生が進んでも、
不安や不満というものは
勝手に消える訳じゃないの。**

「これさえ上手く行けば」と
執着する考えが不安や不満を生むわ。
「なるようになるさ」と自分に言い聞かせるだけでも
ちょっと楽になる。そこに理屈はいらないわ。
言い聞かせるだけでいいの。

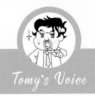

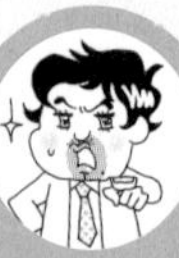

Tomy's Voice

201

いい人

本当にいい人って、

「周りにいい人だと思われたい」

って考えてないわよ。


だってそれは自分のことしか考えてないもの。

いい人か、いい人と思われたいい人か、結構大切。

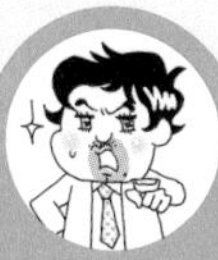

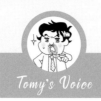

Tomy's Voice

202

楽

自分を楽にする方法、言葉を思いつくには、

「今自分を悩ませているものは、
本当に必要だろうか？
自分で作っていないだろうか？」
という問いかけが大切よ。
まずそこから考えてみる癖をつけると
色んな発見ができるし、
その行為自体が自分を楽にしてくれるわ。

相談

「自分が何をやりたいのかわかりません。夢や目標といっても特にないんです。『これがやりたい』といってキラキラしている人がうらやましいです。どうしたらいいんですか？」（21歳、女性）

やりたいことって最初からあるわけじゃないのよね。

毎日の生活で、ふと何かに憧れる。ふと「これは楽しい」と夢中になる。そういう小さな気づきが育っていって夢や目標になるわけなのよ。

アナタに夢や目標がないのは、今までそういう気づきがなかっただけのこと。

これから毎日過ごす中で、センサーを磨いて待っていればいいと思うのよ。それまでは「自分が夢中になれるもの探し」をしていろんな経験を積んでみればいいと思うわ。

間違っても「早く探さなきゃ」なんて焦らないでね。自分の夢や目標探しを楽しむのよ。ぶっちゃけ無くたって生きていけるからね。慌てる理由は何もない。

アテクシは小さな頃から本が好きで、ずっと本屋に行ってた。作家になりたいなと思っていたけど、現実的じゃないと思っていつの間にか意識しなくなっていた。でも忘れていなかったのね。医者になった後でブログやＴｗｉｔｔｅｒをきっかけにその夢がリンクして動き出したのよ。アナタの中にも多分夢や目標の種は蓄積されているわ。まだ意識されてないだけよ。

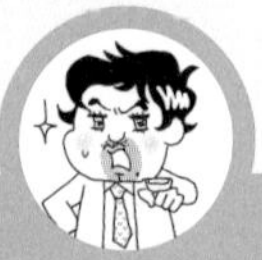

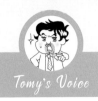

Tomy's Voice

203

後回し

**自分が疲れてるときは、
「もう少し」を
後回しにしたほうがいいわ。**

人間キリの良いところまで
やりたがる傾向があるから、
「もう少し」の積み重ねで疲れちゃうのよね。
だから「もう少し」は後回し。

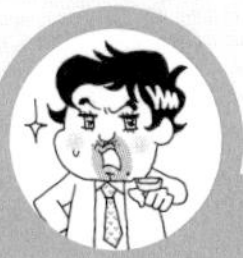

Tomy's Voice

204

ストレス

ストレスって、
強さだけじゃなくて、
「どれぐらい続くか」
っていうのも大事なの。

小さなストレスでも長く続けばダメージは大きい。
大きなストレスばかりに目が行きがちだけど、
長く続く小さなストレスに対処したほうが
気持ちが楽になることもあるわ。

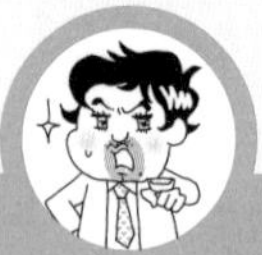

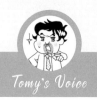

Tomy's Voice

205

恥ずかしい

昔を振り返って、
こっぱずかしくなること
ってあるわよね。

大丈夫よ、誰にでもあることだし。
それにね、思い出して恥ずかしいって思えるのなら、
アナタは恥ずかしい人じゃないから。
気づきもせず、
恥ずかしいとも思わない人じゃないから。

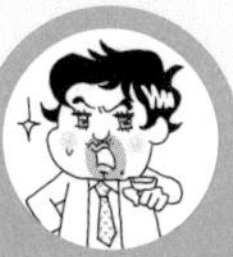

Tomy's Voice

206

踊り場

誰にでも落ちこぼれたように
感じる時期があるわ。
早いか遅いかの違いだけでね。

でもこの時期に感じる辛さとか
歯がゆさってとても大切なのよ。
階段の踊り場みたいなものだから、
いつか抜け出せると思って凌ぎましょう。
悩みは学び。

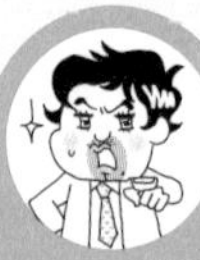

Tomy's Voice

207

孤独

**孤独の不安は、
誰かの世話をすることで
少し解消されるわ。**

孤独の不安の本質は
「相手となる人がいなくなるかもしれない」不安。
だったら自ら誰かの相手になればいい。
受け身でいることが不安を増強させるのよ。

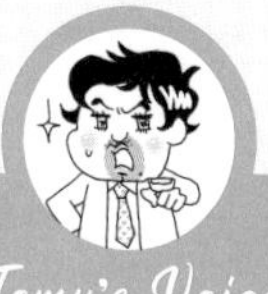

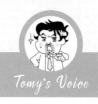

Tomy's Voice

208

意識

生き方や性格を変えるのは、すぐに実践できるものもあるけど、「そんな簡単じゃないよね」ってものも多いわ。

でも、「こうありたいなあ」と意識するのと「そんな無理じゃん」と思うのとでは全然違うのよ。意識するだけで、少しずつ自分に修正をかけていける。積み重ねるとだいぶ変わるわ。

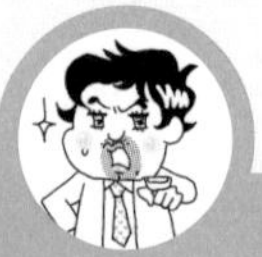

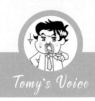

Tomy's Voice

209

劣等感

上には上がいるわ。
どんなに優秀な人だって、
上には上がいる。

でもだからといって、
誰もが劣等感に悩まされているわけじゃない。
あんまり他人を見上げてると首が痛くなっちゃうわ。
大事なことは近くの他人を見上げることじゃなくて、
遠くの目的地を見据えること。

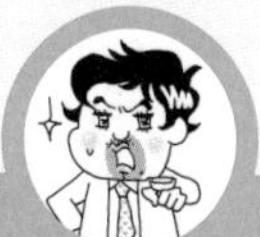

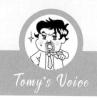

Tomy's Voice

210

そのまま

嫌なことから逃げるのも
エネルギーがいるから
疲れるのよ。

だからといって
全力で向き合うのも疲れる。
そうねえ、そのまま置いとけば
いいんじゃないかしらね。
好きなこともある。
嫌なこともある。それでよし。

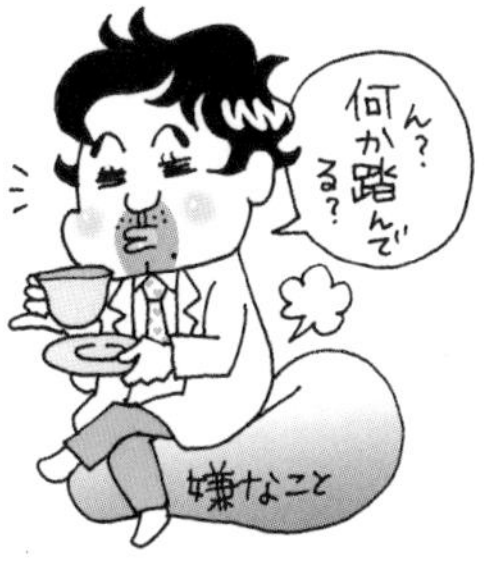

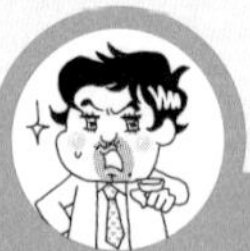

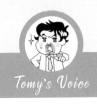

Tomy's Voice

211

人生

人生は生きる実践の場所なのよ。

ただ頭に考えを張り巡らせるだけの場所じゃない。
悩むなら、不安に思うなら、後悔するなら、
良かれと思うことを次々と実践していけばいいわ。
実践していけば、頭の中の余計な考えは減っていく。
それに、考えだけを巡らすほど人生は長くないの。

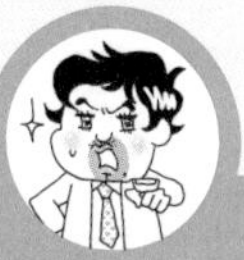

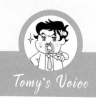

Tomy's Voice

212

悩み

人間関係の悩みは多いわね。
しかし、究極的には
「他人の存在は存在しない」のよ。

自分が存在することはわかるけど、
他人の存在は自分の脳が認識しているだけ。
人間関係の悩みというのは、
ある意味自分との戦いなのよね。
人間関係が辛いのなら、
相手の存在の認識を薄くすればいいの。

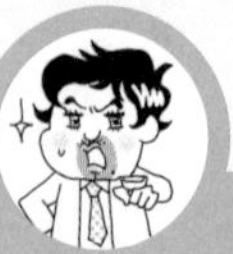

Tomy's Voice

213

同調

「私はとっても大変なの」
それだけで
頭がいっぱいになってる人には
近づかないほうがいいわ。

言葉が入っていかないし、同調だけ求められる。
こういう人は攻撃的になってるし、
矛先が自分に向けられることもあるの。
落ち着いて、色んな事情が考えられるようになるまで
様子見ておきましょう。

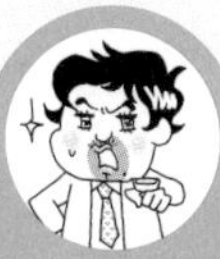

Tomy's Voice

214

幸せ

いくら恵まれていて、
成功していたとしても、
幸せでいようとしなければ、
幸せにはならないわ。

逆に恵まれていなくても、成功していなくても、
幸せでいようとすれば幸せになれる。
幸せとは意図と行動なのよ。

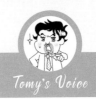

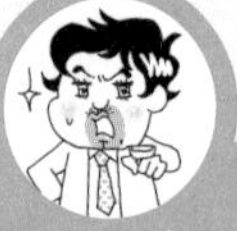

Tomy's Voice

215

カンマ

**ピリオド打ちたいって
思うのなら、
まずはカンマで
いいんじゃないかしらねえ。**

カンマで区切ったら、
その後に前半と全く違った文章だって入れられるし。
ピリオドは一回だけど、
カンマはいくらでも入れられるのよ。

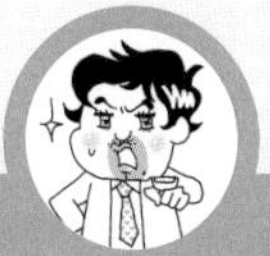

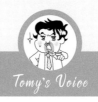

Tomy's Voice

216

流す

他人の人生なんて、
そんな簡単に
否定できるはずがないのよ。

誰だってダメな時期もある。
それがわかんない人は大馬鹿者なのよ。
だから流すようにね。

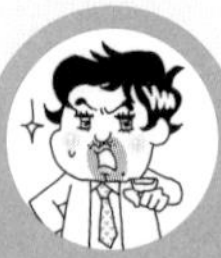

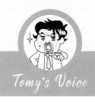

Tomy's Voice

217

不満

不満は抱き損なのよ。
だって不満抱いても
現状は変わらないじゃない？

変えられることは変えて、
変えられないことは開き直って、
綺麗に顔洗って不満な顔をニッコリさせましょ！
何も産まない不満顔より素敵顔よ。

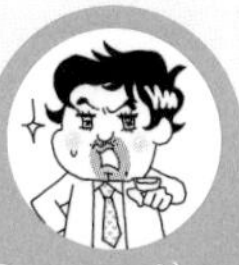

Tomy's Voice

218

ゴール

人生にゴールがある
と思うのは間違いよ。

ひたすら今という点が
境目なくつながっていくのが人生。
ありもしないゴールにしばられて、
ありもしないゴールを比較して、
勝手に焦って、勝手に追い込んじゃダメよ。

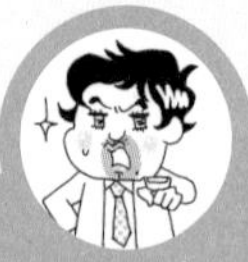

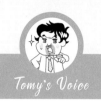

Tomy's Voice

219

時間

常に「今人生の一部を
この事に費やしてる」
という認識を持ちましょう。

お金と違って時間は増やせず、
一定のスピードで必ず消費するものだから。
ボーッとしていても、遊んでいても、
仕事していてもいいのよ。
アナタが人生の一部を
それに費やす価値があると思うのなら。

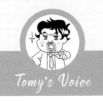

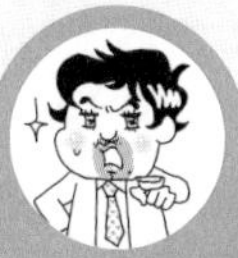

220

一心

自分の心に嘘をついてはいけないわ。

これは綺麗事じゃなくて、
少なくとも自分だけは自分の味方だから。
でも、自分に嘘をつく癖ができると、
自分すら味方にできなくなるから。
アナタの心はアナタだけのもので、
何を思っても、何を感じても、
何も恥じることはないわ

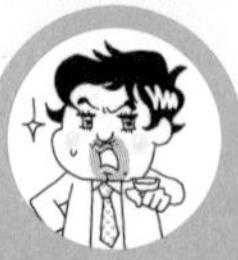

Tomy's Voice

221

ご飯

ぶっちゃけ夜眠れて
ご飯おいしかったら
何とかなるわ。

アテクシのストレスケアは
この為だけにやってるようなもん。
この２つ、特に寝るほうが何ともならなくなったら、
精神科受診したほうがいいのよ。

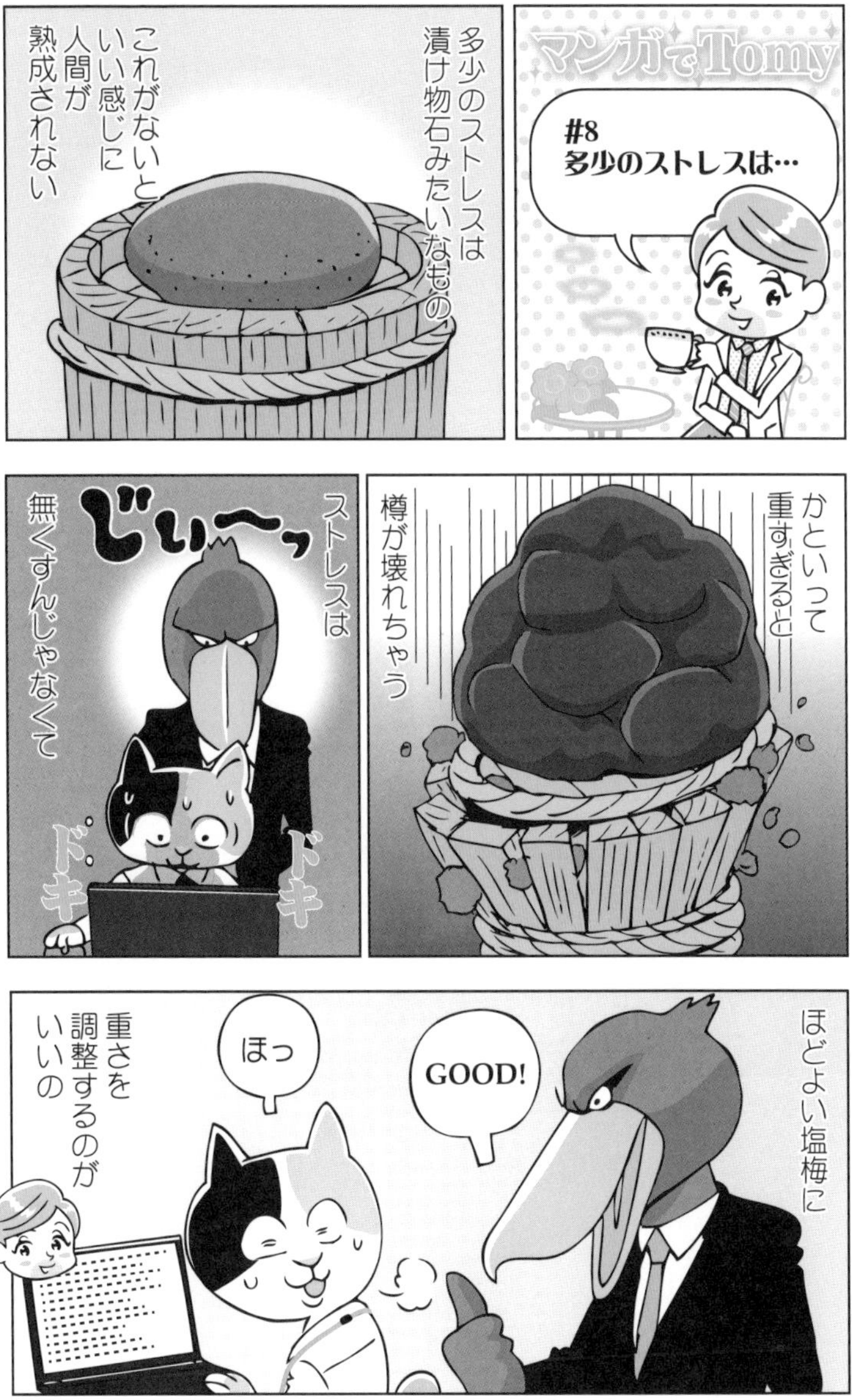

マンガでTomy
#8
多少のストレスは…
多少のストレスは
漬け物石みたいなもの
これがないと
いい感じに
人間が
熟成されない
かといって
重すぎると
樽が壊れちゃう
ストレスは
無くすんじゃなくて
じぃ～っ
ドキ
ドキ
ほどよい塩梅に
GOOD!
ほっ
重さを
調整するのが
いいの

おわりに

アテクシの「不安が吹き飛ぶ言葉」いかがだったかしら？　ちょっとは気持ちが明るくなれたかしら？

アテクシの言葉の源泉は2つあります。1つは日々の診察です。患者様は病気の治療だけでなく、日々の悩みを抱えて生きています。そしてそれが病気にも影響していきます。アテクシは、診察の一見雑談に見えるような話の中で、「あっ、こういう考え方どうかしら？」と色々思いつくことができるのです。

もう1つは自分の体験です。30代のアテクシは、個人的にも大きな転換点でした。父と、7年半連れ添った当時のパートナーを失いました。仕事にも大きな変化があり、自分一人で立ち向かわなければいけない問題が次々と起こりました。自分の内面の問題をアテクシは、自分自身で解決していく必要がありました。

幸い、アテクシには妙な特技がありまして、うんうんと悩んでいると、ナレーションのように「こんなときはこう考えなさい」と閃《ひらめ》くのです。

自分の役に立った考え方を患者様にも投げかけ、診察の中で出てきた考え方を自分にも取り入れる。２つの源泉が両輪として絡み合い、気が付けばアテクシ独特の哲学のようなものが生まれていました。

人生というのは始まって、いつかは終わる。自分自身の気持ちは自分にしかわからない。これは誰もが同じことです。アテクシは誰もが普遍的に抱える問題をより楽に切り抜け、「生きる」本当の素晴らしさを皆様に味わっていただけたら、これ以上嬉しいことはありません。

最後に、この本を世に出すきっかけを与えてくださったダイヤモンド社の斎藤順様、この本を手におとりいただいた読者の皆様に心よりお礼申し上げたいと思います。

皆様の人生が、より輝けるものになりますよう。

２０２０年２月

精神科医Ｔｏｍｙ

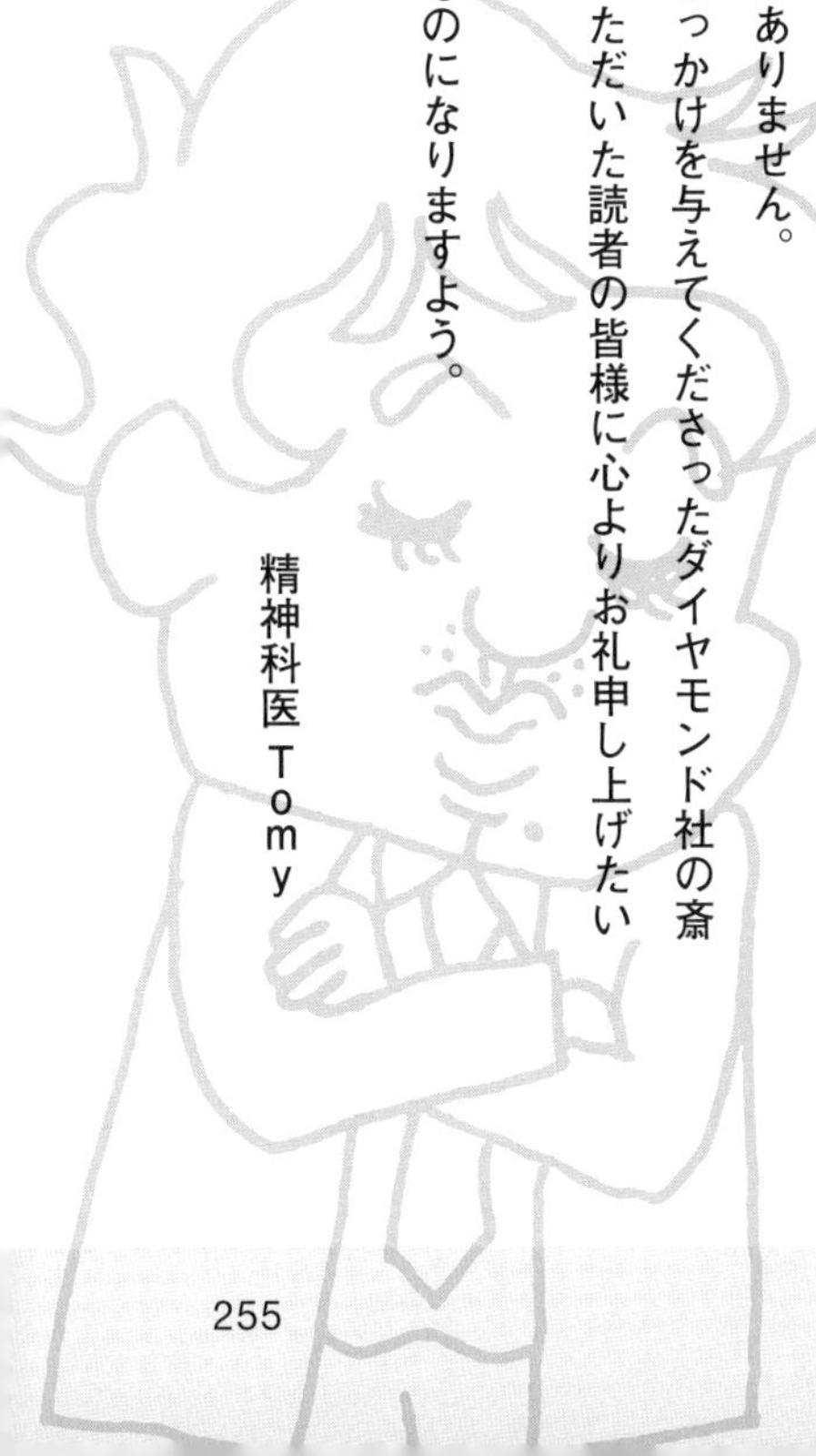

［著者］
精神科医 Tomy（せいしんかい・とみー）
1978年生まれ。某名門中高一貫校を卒業し、某国立大学医学部卒業後、医師免許取得。研修医修了後、精神科医局に入局。精神保健指定医、日本精神神経学会専門医。精神科病院勤務をへて、現在はクリニックに常勤医として勤務。2019年6月から本格的に投稿を開始したTwitter（@PdoctorTomy）が話題を呼び、半年もたたないうちに10万フォロワー突破。2022年12月時点で38万フォロワー突破と人気がさらに急上昇中。舌鋒鋭いオネエキャラで斬り捨てる人は斬り、悩める子羊は救うべく活動を続けている。『精神科医Tomyが教える 1秒で不安が吹き飛ぶ言葉』（ダイヤモンド社）にはじまるシリーズは30万部突破のベストセラーに。『精神科医Tomyが教える 心の執着の手放し方』（ダイヤモンド社）も大反響を呼ぶ。

精神科医Tomyが教える
1秒で不安が吹き飛ぶ言葉

2020年2月5日　第1刷発行
2022年12月23日　第20刷発行

著　者——精神科医 Tomy
発行所——ダイヤモンド社
〒150-8409　東京都渋谷区神宮前6-12-17
https://www.diamond.co.jp/
電話／03-5778-7233（編集）　03-5778-7240（販売）
デザイン——金井久幸、高橋美緒、横山みさと（TwoThree）
DTP————TwoThree
イラスト——カツヤマケイコ、福島モンタ
校正————鷗来堂
製作進行——ダイヤモンド・グラフィック社
印刷／製本—三松堂
編集担当——斎藤順

ISBN 978-4-478-10972-4